KB003847

통증 치료 해결사

3점레이저 치료법

통증 치료 해결사

3점레이저 치료법

박중규 · 김시헌 · 정예지 지음

건강다이제스트社

T·P·T 치료법은 살아 있는
유일한 치료법입니다

치료를 하는 사람이라면 누구나, 통증으로 인해 고통 받는 수많은 환자들을 곁에서 보면서 많은 고민들을 해왔을 겁니다. '어떻게 하면 이들을 통증의 굴레에서 벗어나게 도와줄까?'

T·P·T 치료법은 바로 이러한 간단한 질문에 대한 답을 얻기 위해, 긴 시간 동안 수없이 고민하고, 연구하고, 개선하고, 발전해 왔습니다. 그리고 드디어 이 책을 통해 많은 치료사들은 이제 통증 치료의 새로운 전환점을 경험하게 될 것입니다.

많은 이들이 물었습니다. "과연 그 치료법으로 치료가 되냐고?"

저는 당당하게 이야기 합니다. "통증으로 인해 찡그리던 환자들의 얼굴이 편안하게 바뀌는 것을 직접 보았다면, 그런 생각들이 바뀔 것입니다."

T·P·T 치료법은 살아 있는 유일한 치료법입니다. 그것은 환자와 함께 소통하고, 고민하며, 위로해 줄 수 있는 유일한 치료법입니다. T·P·T 치료법은 그동안 1세대, 2세대, 3세대 치료법을 거치면서 더욱 더 발전하고, 성장해왔습니다. 그것은 오직 환자의 통증을 완치하고자 하는 우리의 순수한 열정이자 목표이기 때문입니다.

끝으로, 이 책을 접하는 모든 이들이 건강하고 통증 없는 즐거운 삶이 되기를 바랍니다. 감사합니다.

2011. 박 중 규

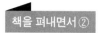

3점 레이저 치료법(T·P·T)은
신이 준 선물입니다!

많은 치료법들이 떠오르곤 사라집니다. 긴 세월동안 엄청난 실망과 좌절을 안고 결함들을 메워가기 시작했고, 대단한 효과와 감동이 있는, 미래를 위한 치료법이 필요했습니다.

  3점 레이저 치료법(T·P·T)은 고통을 호소하고, 단시간에 치유를 갈망하는 모든 사람들의 희망이 되어줄 것입니다. T·P·T 치료는 구체적 효과에 관한 논의이며, 신이 준 선물인 것입니다.

  기술을 연마해 나갈수록 소용돌이치는 기쁨에 벅찬 자신감을 얻게 될 것입니다. 고단한 인생살이, 번잡하고 실속 없는 미래. T·P·T는 막 피어난 새싹이지만, 최고의 나무가 될 것입니다.

2011. 김 시 헌

T·P·T 치료법은 통증 치료의
새 기준이 될 것입니다!

환자를 치료하기 시작하면서부터 늘 고민을 했었습니다. 어느 단계에 이르러서는 환자의 통증이 더 이상 좋아지지 않는 기존 치료법들의 한계점이 보였습니다. 수많은 고민들을 반복하면서 치료에 대한 체념을 하기도 하고, 원하는 답을 내주지 않는 책들과 연구 결과에 답답함을 느낄 때도 많았습니다.

기존의 구식 치료법에 대한 딜레마라는 큰 벽을 넘지 못하고 있을 때 우리는 5년 전부터 3점 레이저 치료법(T·P·T 치료법)이라는 정말 신비하고, 경이로운 치료법을 연구하게 되었습니다.

환자를 치료함에 있어 병변 부위 또는 통증 부위에 대한 1차적, 2차적인 구조적 원인만을 생각하는 것이 아니라, 그 원인은 우리 몸의 어떤 곳에 어떤 형태로든지 있을 수 있다는 이론으로 접근하여 환자를 치료하니 결과는 놀라울 정도로 달라졌습니다. 쉽고, 안전하며, 부작용이 없는, 무 통증의 치료법으로 편안한 몸 상태를 만들어 줄 수 있는 기적의 치료법을 누구나 경험해봤으면 좋겠습니다. 이제 T·P·T 치료법은 통증 치료에 대한 새로운 기준이 될 것입니다.

2011. 정 예 지

3점 레이저 치료법
(Three Point Therapy)이란?

3점 레이저 치료법이란 'Three Point Therapy'를 일컫는 말로, T·P·T라는 약자로 표기하기도 합니다.

T·P·T 치료 연구학회는 레이저를 이용한 만성 통증 제거 및 조절을 목적으로 임상에서 실제 치료하고 있는 치료사들로 구성된 학회입니다. T·P·T 치료 연구학회는 지난 5년 전부터 만성 통증을 제거할 수 있는 새로운 신 치료법을 연구하여, 최근 1년 전부터는 저출력 레이저를 이용한 신 치료법의 임상 테스트를 실시하고 있습니다.

T·P·T 치료법은 저출력 레이저(일반인이 쉽게 구입할 수 있는 레이저 포인터로도 치료가 가능)를 이용하여 환자의 특정 부위에 조사하여 그 즉시 통증의 80% 이상을 감소시키는 치료 효과를 보입니다. 2000년대부터 시작된 well-being의 인식 전환은 이미 임상 현장에서 의료를 직접 받는 환자들에게도 서서히 나타나며, 바뀌어가고 있습니다. 이런 인식의 전환에 따라 치료 시 통증이 전혀 없고, 안전하며, 누구나 손쉽게 이용할 수 있는 치료법, 통증 치료의 혁명을 가져올 수 있는 신 치료법이 바로 T·P·T 치료법입니다.

CONTENTS

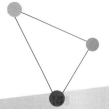

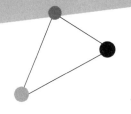

Chapter 06
T·P·T 1세대 치료법 1단계에서 20단계까지

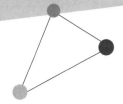

T·P·T 치료법의 가장 핵심은 삼각형의 빛을

만드는 데 있습니다. 고대부터 삼각형은 신을 나타내는

기호이자, 신들의 언어인 동시에, 신과 인간을 연결하는

통로 역할을 하는 도형으로 인식되고 있습니다.

바로 이러한 삼각형이 가지고 있는 신성한 힘을

환자의 치료에 이용한 것이 T·P·T 치료법입니다.

chapter 01

T·P·T
치료법은 무한의
신성성을 가진다

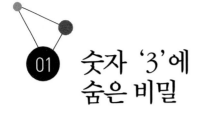

숫자 '3'에
숨은 비밀

|||||||| 인류사를 통틀어 위대한 발명은 여러 가지가 있겠지만, 그 중 하나가 바로 숫자의 발명이라고 할 수 있습니다. 숫자는 인류사에서 가장 오래된 발명 중의 하나입니다. 우리가 흔히 숫자는 수를 기록해 둘 필요가 생겼기 때문에 발명되었다고 생각합니다. 하지만 실제로 숫자 안에는 그 시대의 관념이나 사상들이 담겨 있으며, 그 의미는 그 역사만큼 깊다고 할 수 있습니다.

인류는 수를 표기할 때 처음에는 벽이나 지면, 판자 등에 필요한 수만큼 줄을 그어서 표시했으나, 그 이전으로 거슬러 올라가보면 줄이 아닌 그림이나 문자로서 수를 기록했습니다.

인류사의 발전을 보면 인류는 그 시대의 세계관 혹은 그 시대의 생각을 말 또는 문자에 담아 놓았습니다. 즉, 그 시대의 문자를 들여다보면 그 시대의 사상을 알 수 있습니다. 그렇기 때문에 **우리는 이 숫자를 나타내는 그림 안에는 또 다른 의미 혹은 상징성이 담겨 있다고 예상할 수 있습니다.**

가장 오래된 숫자 혹은 문자, 그림은 이집트의 것으로서, 각 단위마다 새로운 기호를 만들어 그 단위가 몇 개 있는지에 따라 그 기호를 그 개수만큼 늘어놓았습니다. 고대 이집트에서의 숫자에 대한 기록은 바로 로제타석(rosetta stone)에서 찾을 수 있습니다. 지금부터 약 212년 전 1799년 7월, 프랑스인들이 나일 강의 서쪽 지류에서 지중해로 흘러드는 곳에 위치한 항구 도시 로제타의 요새에서 보강공사를 하던 중, 석비로 쓰였음이 분명한 깨진 석판, 로제타석을 발견했습니다.

이 로제타석에는 서로 다른 세 종류의 문자가 새겨져 있었는데 상형문자와 민중문자, 그리고 그리스어가 함께 새겨져 있었습니다. 여기에서 많은 흥미를 끈 것은 바로 상단에 쓰여 있는 이집트 상형문자였습니다. 그것은 그전까지 풀지 못했던 상형문자를 해독할 수 있는 열쇠를 손에 넣게 되는 아주 중요한 가치가 있는 것이었습니다. 그 후 오랜 세월 동안 사람들은 로제타석을 해독하고 난 다음 고대 이집트의 숫자를 알아냈습니다.

고대 이집트 상형문자는 '신들의 언어'라고 불립니다. 상형문자를 가리키는 말인 '히에로글리프(hieroglyph)'는 이집트어가 아니라 그리스어로서 '신성하다'는 뜻의 hieros와 '새기다, 조각하다'라는 뜻의 gluphein이 결합하여 만들어진 말입니다. 그리스인들은 상형문자를 어디엔가 새겨 넣는 신성한 문자, 또는 성스러운 것의 조각으로 보았습니다. 그리고 상형문자는 정말 살아있는 문자, 즉 생명을 가진 문자로 해석할 수 있습니다. 따라서 이집트의 수에는 이러한 신성성과 생명성이 필연적으로 담겨 있습니다.

　프랑스의 이집트 학자 피에르 라토(pierre Lacau)는 "모든 상형문자 기호들은 이미지다. 그 기호들은 문자로서 일정한 소리값을 갖지만, 한편으로는 어떤 대상을 아주 명확하고 한정적으로 묘사하고 있게 마련이어서, 그 대상의 힘까지도 그대로 드러내는 것이다." 라고 상형문자의 영원한 생명성에 대해서 표현하였습니다.

　이러한 문자의 생명성에 의해서인지, 오랜 인류의 문명 속에서 나타난 숫자에도 상징적 의미가 부여되어 왔습니다. **특히 숫자 '3' 은 우리나라뿐만 아니라 많은 민족의 사람들이 좋아하는, 꽤 오래된 기원을 가지고 있는 숫자입니다.**

　수비학적으로 3은 다수, 창조력, 성장, 이원성을 극복한 전진운동, 표현, 통합을 뜻합니다. 3은 '모든' 이라는 말이 붙을 수 있는 최초의 숫자이며, 처음과 중간과 끝을 모두 포함하기 때문에 전체를 나타내는 숫자입니다. 3의 힘은 보편적이며 하늘, 땅, 바다로 이루어지는 세계의 3중성을 나타냅니다. 또한 인간의 육체 · 혼 · 영, 탄생 · 삶 · 죽음, 처음 · 중간 · 끝, 과거 · 현재 · 미래, 달의 세 가지 상(초승달, 반달, 보름달)을 나타내며, 3은 천계의 숫자로 영혼을 상징합니다.

　3에는 중첩효과라는 권위가 있습니다. 즉 한 번이나 두 번은 우연의 일치라고 할 수 있지만 세 번이 되면 확실성과 강한 힘을 지니게 되는 것입니다.

　숫자 3에 대한 등장은 고대에서부터 찾을 수 있습니다. 예를 들면 '헤르메스 트리스메기스투스', '3배 위대한 주主', '3배 행복한 섬' 등이 그것입니다.

민화에서는 3이라는 숫자가 자주 등장하는데 3번의 소원, 3번의 시련, 3인의 왕자, 왕비, 마녀, 또는 운명의 세 여신, 3인의 요정을 뜻합니다. 3은 다수를 의미하는데, 많은 숫자, 군집, 만세삼창을 나타냅니다. 또한 성취를 상징하기도 합니다. 불교에서 숫자 3은 '삼보(三寶)', 즉 불교를 구성하는 세 가지 기본 요소인 부처, 부처의 가르침, 승려를 나타냅니다.

켈트의 전통문화에서 3은 특히 중요한 숫자로 표현됩니다. 켈트의 브리지트 여신은 세 가지 모습을 가지며, 켈트에는 '지복의 세 여인' 외에 무수한 3인조 신들이 있습니다. 이 신들은 같은 신의 세 가지 다른 모습을 나타내는 경우도 많습니다. 중국에서 3은 성스러움, 길(吉)한 숫자, 가장 작은 홀수를 의미합니다. 달에 사는 두꺼비 혹은 태양에 사는 새는 다리가 세 개라고 생각합니다.

기독교에서 3은 삼위일체, 혼, 인간과 교회의 영육간의 결합, 삼인의 동방박사가 '신, 왕, 희생'으로서 예수에게 바치는 세 가지 선물(유향, 황금, 몰약), 변용된 예수의 세 가지 모습, 예수가 받은 세 차례의 유혹, 베드로의 세 차례에 걸친 부인, 골고다 언덕의 세 개의 십자가, 예수가 죽음에서 부활하기까지의 날 수, 부활한 예수가 세 번 출현함, 엠마오의 순례자, 사도들에게 출현, 3인의 마리아, 신앙 · 희망 · 은총으로 이야기되는 신을 향한 세 가지 덕목을 뜻합니다.

지구생태계 연구자이자 지구환경보호 연구자인 허언구는 그의 저서 〈창조와 진화의 비밀〉에서 삼위일체에 대한 흥미 있는 내용을 담았습니다. 그는 "삼위일체(trinity)는 성경적으로는 성부, 성자, 성령 3가지 하나님이 다 똑같은 하나의 하나님이라는 것이고, 몸은 수많은 세포, 조직, 기관들의 시스템들이 서로 상호작용하여 몸이라는 거대한 시스템을 만들기 때문에 과학적으로는 3부분이 서로 상호작용하여 하나의 큰 시스템(계, 조직, 계통, 무리, 사회)을 형성하는 것을 의미하는 것이다. 물질의 구성은 원자로 되어 있고, 원자는 양성자와 중성자(원자핵) 그리고 전자의 3가지 입자로 되어 있기 때문에 모든 물질은 3부분, 즉 삼위일체로 되어 있는 것이다. 그리고 물질의 상태도 고체, 액체, 기체 3부분(삼태)으로 되어 있다. 물질을 만드는 분자는 상대적인 두 원자와 원자 사이를 연결하는 전자쌍 3부분의 상호작용으로 형성된다. 모든 물질은 빛에 의하여 만들어지고 빛에 의하여 활동하는데, 빛은 전자기파와 광자와 전자의 3부분의 상호작용으로 만들어진다."라고 표현했습니다.

그리스 로마에서 3은 숙명, 운명으로서 세 가지 모습을 가진 하나의 신 모이라이(라케시스, 클로토, 아트로포스)를 나타냅니다. 헤카테(Hecate) 여신도 삼위일체이며, 복수의 여신으로 나타나는 에리니에스(Erinyes-알렉토, 타시포네, 메가이라)들과 메두사로 알려진 괴물 고르곤의 세 자매들(Gorgon-스테노, 에우리알레, 메두사)도 하나이자 셋인 모습으로 표현됩니다.

지옥을 지키는 개 케르베로스(Cerberos)는 머리가 셋이고 스킬라(Scylla)에게는 거대한 꼬리가 세 개, 키마이라(Chimaera)는 머리와 몸, 꼬리가 세 가지 다른 동물(사자, 산양, 뱀)의 모습이었습니다.

유태교에서 3은 무한의 빛, 성화(聖化)된 지성을 나타내며, 카발라에서 3은 세피로스의 비나(지성)를 나타내며, 남 · 녀 통합적 지성의 삼위일체를 나타냅니다. 힌두교에서 3은 트리무르티를 의미하는데, 이는 창조 · 지속 · 파괴와 시작 · 유지 · 종결의 세 가지 힘을 나타냅니다. 잉카의 태양신에는 아버지 태양(아포인테이), 자식 태양(첼리인테이), 형제 태양(인테이카오키)의 세 가지 모습이 있습니다.

한신학술원 신학연구소의 김경재 교수는 〈상징수학으로서의 수비학이 영성수련에 갖는 의미(2003)〉라는 학술 논문에서 숫자 3에 대해 다음과 같이 서술했습니다.

"상징수학에서 가장 놀랍고 흥미로운 수는 '3' 이며 '3' 이라는 수가 지닌 다양한 상징성 때문이다. 우리는 일상생활 속에서 어떤 전체를 세 부분으로 나눔과 동시에 통일성과 완전성을 열망하는 무의식적 언어행위나 개념을 무수히 찾을 수 있다. 예를 들면 탄생과 삶과 죽음, 길이 · 폭 · 높이, 과거 · 현재 · 미래, 파종기 · 추수기 · 휴농기, 아버지와 어머니와 자녀, 삼원색, 만세삼창, 몸과 마음과 영혼 등이다. 종교적 상징의 최고 형태는 두말 할 것도 없이 기독교의 삼위일체신론, 불교의 삼신불 신앙, 힌두교의 브라만 · 비슈누 · 쉬바, 계(戒) · 혜(慧) · 정(定), 빛 · 에너지 · 질량, 정 · 반 · 합의 변증법 등이다."

종교적 아이콘이나 상업광고의 로고에서도 삼각형은 시각적으로 일체성, 강함, 안전성, 신뢰성, 과정성을 암시하는 심리적 효과를 불러일으킵니다. 셋이라는 수가 지닌 이러한 상징성은 어디에서 유래하는 것일까요? 그것은 문화적 관습에서 습득된 후천적 감정이라기보다는 보다 존재론적인 뿌리와 연계된 것이기 때문입니다. 그리하여 3세기 신플라톤 철학자 얌불리코스(Iamblichos)는 말하기를 "트리아드는 모든 수를 능가하는 특별한 아름다움과 공정함을 가지고 있는데, 그 주된 이유는 트리아드는 모나드의 잠재성이 최초로 현실화된 것이기 때문이다."라고 했으며 노자 〈도덕경〉에도 "도는 하나를 낳고, 하나는 둘을 낳고, 둘은 셋을 낳고, 셋은 만물을 낳는다(道生一, 一生二, 二生三, 三生萬物, 도덕경 42)."라고 말했습니다.

02 '삼각형'과 '헥사그램'

||||||||| 고대에서부터 동·서양을 막론하고 숫자의 의미는 바로 기호로 표현되는데, 숫자 3을 상징하고 대표하는 기호는 '삼각형'이며, 이는 동·서양에서 모두 발견할 수 있습니다. **바로 이 오래된 기호는 △이었습니다. 이것은 기호이자 동시에 의미이며, 숫자인 것입니다.**

고대 이집트인들은 문자가 신이 내린 선물이라고 믿었습니다. 가장 오래된 파피루스 문서를 보면 문자는 문화적 성격을 강하게 담고 있습니다. 제국건설을 위해 치러야 했던 전쟁에 대한 기억들을 보존하고, 농사를 짓기 위해 치러지는 각종 제례와 종교 행사들을 기록, 보관하기 위해 주로 문자를 사용했습니다.

이러한 고대 이집트 사회에서 문자에 대한 신의 힘은 점점 더 커져만 갔고, 그리고 왕의 힘 역시 커져만 갔습니다. 고대 이집트의 왕은 세계의 중심인 동시에 인간과 신을 연결시켜 주는 중간 고리라고 생각했기 때문입니다. 이집트의 세계관에 따르면 삶의 근본 토대를 이루는 것은 이른바 '마트(matt)'라고 하는 신의 원리입니다.

마트의 핵심은 정의와 질서를 강조하는 것으로, 개개인이 행복이 충

만한 삶을 살기 위해서는 무조건 마트의 법칙을 따라야만 합니다. 이집트가 보고 있는 세계의 질서는 카오스, 즉 혼돈이라는 적대적인 힘에 의해 끊임없이 위협을 받고 있기 때문입니다. 이 싸움에서 이겨야만 하는 것입니다. 그래서 신들이 왕국을 건설했고, 왕국을 위해서라면 모든 것을 다 바쳐가며 섬겨야 한다는 것입니다. 그리고 신이 허락한 질서를 지켜낼 수 있는 유일한 존재는 왕입니다. 이집트인들에게 국가는 신의 의지가 발현된 결과이며, 신들의 중심지입니다.

이러한 이집트의 국가관은 후대로 이어져서 왕을 곧 신과 동일시하게 될 정도에 이르렀습니다. 이집트인들은 신의 경지에 오른 왕이 비록 죽었다 하더라도 여전히 혼돈과 맞서 싸우고 조국의 안녕을 돌봐야 하는 존재로, 죽어서도 신과 인간 사이를 오가며 중개자의 구실을 감당해야 하는 존재로 인식하였습니다. 따라서 왕의 시신이 현세에 잘 보관되어야 함은 당연한 이치입니다. 그래서 이집트인들은 왕의 무덤으로 피라미드(pyramid)를 건축했습니다.

피라미드는 사각형 토대에 측면은 삼각형을 이루도록 돌이나 벽돌을 쌓아올려 한 정점에서 만나도록 축조한 기념비적 구조물로 고왕국 창건 때부터 프톨레마이오스 시대의 종말에 이르기까지 2700년 동안 계속 지어졌습니다. 피라미드의 축조에 있어서 그 이유와 방법에 대해 지금까지 많은 의문과 가설들이 제기되고 있지만 죽은 국왕을 승천시켜 태양신에게 조금이라도 빠르게, 정확히 가깝게 보내기 위해 피라미드를 만들었다는 것이며, 그것은 정치적 권력의 상징으로 만들었다는 설이 유력합니다.

피라미드의 원래 이름은 메르(Mer)였습니다. 고대 이집트어로 "하늘로 올라간다."는 뜻이며 히에로글리프로는 △으로 표현했습니다.

여기서 한 가지 흥미로운 사실은 고대 이집트와 같은 △의 기호를 한글에서도 찾을 수 있다는 것이다. 조옥구 교수는 〈한글, 어떻게 만들어졌을까? (2008)〉에서 ○□△(원방각)에 대해 이야기 했는데, ○ (원)은 하늘처럼 둥근 모양으로 하늘의 상징, 해의 상징이며, □(방)는 땅처럼 네모난 모양으로 땅의 상징, △(각)은 하늘과 땅 사이에 살고 있는 모든 생물을 상징한다고 했습니다.

특히 △은 사람이 자신의 존재를 인식하는 과정에서 하늘과 땅을 먼저 생각했다는 것은 이들의 생각이 근본을 중시하고 있음을 의미하며, 하늘과 땅에 이어 자신을 세 번째 존재로 인식하였음을 말해준다 하였습니다. 원은 하늘을, 방은 땅을, 각은 사람을 나타내는데 이는 바로 천지인(天地人)의 다른 표현이 원방각이기도 합니다.

사람의 신체도 바로 이런 원방각으로 볼 수 있고, 동시에 삼각형(△, 각)으로도 볼 수 있습니다. 머리는 원, 몸통은 방, 그리고 전체적인 실루엣은 각으로 생각할 수 있습니다. 또한 머리는 각의 꼭짓점, 몸통은 각의 중간, 발은 각의 밑변이라고도 볼 수 있습니다.

이러한 기하학적 구조는 사람을 기호 및 도형의 원형으로 볼 수 있습니다. 이런 인식은 고대사회의 대표적인 사고방식입니다. 예를 들어 사람을 설명할 때도 '하늘과 땅에 이어 세 번째 존재' 라는 식이며, 이는 신(동양에서는 하늘)과 사람을 동일시 하고자 하는 서양의 고대 사상과는 다른 동양의 고대 사상의 독특한 표현이라는 점에서 차이가 있습니다.

서양과 동양에서 삼각형이라는 기호는 공통된 기호로 또 다시 나타나는데 바로 '헥사그램' 입니다. 헥사그램은 두개의 정삼각형을 엇갈리게 겹쳐놓은 육각형의 도형이며, 오늘날에는 유대인들의 국가적 상징이자 유대교의 상징으로 가장 널리 알려져 있습니다. 이때의 헥사그램은 시온의 별(Star of Zion) 혹은 다윗의 별(Star of David)이라고 불리며, 서구 중세 시기까지의 유대인, 아랍인들은 이 헥사그램을 악마를 쫓아내는 부적으로 사용하기도 하였습니다.

한편 이보다 훨씬 오래 전인 청동기 시대의 이베리아 반도, 인도, 남아메리카 등지에서도 이 문양이 나타나고 있습니다. 헥사그램의 의미에 대한 전통적인 해석은 헤르메스의 에메랄드 타블렛이라는 문서와 관련이 있다고 합니다. 에메랄드 타블렛의 원본은 전해지지 않으며 오늘날에는 오로지 그 번역본만이 전해지고 있습니다. 번역본 중에 가장 널리 알려지고 영향을 미친 것이 12세기경에 이루어진 라틴어 판본입니다. 과거 200년 동안 몇몇 더 오래된 아랍어 번역본이 발견되었습니다. 이들 아랍어 판본은 에메랄드 타블렛이 발리나스(Balinas)라 불리는 사람이 남긴 것이라고 주장하고 있습니다. 발리나스는 어떤 동굴 안에서 헤르메스가 에메랄드 타블렛(녹색의 돌)을 품고 앉아 있는 것을 보았으며, 그 에메랄드 타블렛에는 고대의 시리아어로 된 글귀가 새겨져 있다고 합니다. 발리나스는 그 동굴을 떠난 뒤 자신이 보았던 글귀를 써서 남겼다고 하는데, 그 글이 바로 헤르메스의 에메랄드 타블렛이라고 합니다. 이 에메랄드 타블렛의 두 번째 문구를 소개하면 다음과 같습니다.

Quod est inferious est sicut quod est superius, et quod est superius est sicut quod est inferius, ad perpetranda miracula rei unius.

아래에 있는 것은 위에 있는 것과 같으며 위에 있는 것은
아래에 있는 것과 같다. 이 지식만을 가지고도 그대는 기적을 행할 수 있다.

헥사그램을 이루고 있는 두개의 삼각형은 각각 두개의 대립적인 요소들을 의미합니다. 이를테면 물과 불, 남자와 여자, 흰색과 검은색, 긍정과 부정의 의미를 담고 있습니다. 이 두 가지가 서로 엇갈리게 겹쳐져 헥사그램을 만들게 되면 완벽한 한 쌍으로의 통합, 눈에 보이는 우리들의 세상과 눈에 보이지 않는 정신적 세계의 결합 등을 의미하게 되는 것입니다.

서양에서 헥사그램은 한 종교 전통에서만 독점적으로 나타나는 상징은 아니지만 오늘날 이스라엘의 국기에도 쓰일 정도로 유대인과 가장 밀접한 관련을 맺고 있는 상징입니다.

유대교에서 헥사그램을 다루고 있는 최초의 문헌은 6세기에 쓰여진 〈탈무드〉인데, 탈무드에서 전하는 바로는 기원전 930년, 다윗과 밧세바의 아들인 솔로몬 왕은 이 헥사그램을 가지고 귀신을 내쫓고, 천사를 소환했다고 전하고 있습니다. 이때 이후로 헥사그램은 'sigillum

Salomonis(솔로몬의 인장)' 혹은 'scutum Davids(다윗의 방패)'로 알려지게 되었습니다. 이후로 헥사그램에는 악마를 쫓아내는 특별한 힘이 부여되었습니다.

하지만 이 이후에는 유대인들보다는 오히려 기독교인, 아랍인들이 이 상징을 더 많이 사용하게 되었습니다. 7세기 비잔틴 시대의 부적과 더 이후의 아랍권과 기독교권의 각종 마술 서적에서도 헥사그램이 광범위하게 사용되기 시작한 것입니다. 특히 중세 유럽에서는 헥사그램이 귀신들린 사람을 치유해준다는 믿음이 성행하였고, 헥사그램 즉 '솔로몬의 인장'을 귀신들린 사람의 입에다 갖다대면 귀신들린 사람이 '풀려난다'고 믿어서 헥사그램은 귀신을 쫓는 부적으로 크게 유행하였습니다.

동양에서의 헥사그램에 대한 대표적인 것은 힌두교의 슈리얀트라입니다. 슈리얀트라는 우주를 축소시켜 그려 넣은 모형도이며, 힌두교에서 명상을 돕는 도구로 사용되는 것인데, 이 슈리얀트라를 이루고 있는 것이 다름 아닌 헥사그램들인 것입니다. 이때의 헥사그램은 남성성인 링가와 여성성인 요니의 결합을 상징하는 것이기도 합니다.

히말라야의 영적 지도자이며 수행자인 판딧 라즈마니 티구네이트 박사의 〈만트라의 힘과 수행의 신비〉에 따르면, 얀트라에서 삼각형은 창조적 에너지의 리드미컬한 흐름이 결정(結晶)화되는 우주적 자리의 상징입니다. 공간의 한계를 짓는 최소 단위가 3개의 선이기에 삼각형은 창조의 폭발, 즉 자연의 근원적인 모체(mulatrikona)를 상징하기도 합니다. 정점이 아래로 향한 역삼각형은 창조적 측면인 샥티(shakti)를, 정점이 위로 향한 정삼각형은 쉬바(shiva)를 각각 나타냅니다. 핵심점이 의식의 중심을 뜻하듯이 삼각형은 창조적 모체를 상징하며, 그것은 순수한 대의식이 전개하는 외향적인 운동의 첫 단계이기도 합니다.

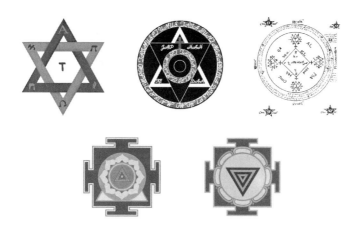

▲ 서양과 동양의 헥사그램 : 출처-http://www.symbolian.com

서양과 동양에서 숫자 '3'의 상징이자 기호인 '삼각형'은 그 어떤 숫자와 기호보다도 신성성을 가지고 있습니다. 신격(神格) 또는 신성(divinity, divine, 神性)은 신의 성격 또는 신과 같은 성격을 일컫는 말입니다. 즉 **삼각형은 바로 신을 나타내는 기호이자, 상징으로 고대에서부터 현재까지 이어져 내려오는 신비한 기호입니다.**

03 삼각형과 태양

|||||||||| 　고대에서부터 이어져 내려오는 삼각형에는 또 다른 뜻이 있습니다. **바로 삼각형은 '불'을 의미하는 기호입니다. 그리고 '불'은 바로 '태양'을 의미하는 동시에 '빛'을 의미합니다. 결국 삼각형의 또 다른 상징은 '빛'이라고 할 수 있습니다.**

　고대 동·서양 공통분모는 바로 빛을 가져주는 태양에 대한 숭배입니다. 예를 들면 중앙아시아에서 북아프리카에 걸친 유목민에게는 성화(聖火) 숭배가 있었는데, 이는 대부분 태양신앙과 결부되어 있습니다. 또 불의 기원에 관해서는 태양의 수레에서 하늘의 성화를 훔쳐 인간에게 주었다는 그리스의 프로메테우스신화에 나타나는 이야기가 있습니다.

　태양에 대한 많은 신앙 중에 태양숭배라고 할 수 있는 형태는 고대 이집트·잉카 등지의 고도로 발달한 문화에 나타나 있는데, 여기에서는 정치조직이나 왕권이 태양숭배와 결합되어 있습니다. 예를 들어 이집트의 신왕 파라오는 태양신 라(Ra)의 아들로, 그 문장(紋章)에는 매나 날개 달린 사자가 그려져 있고, 고대 오리엔트에서는 매·독수리·사자 등이 태양을 상징하는 동물로서 신성시되어 숭배되었습니다. 또 파라오의 육체가 미이라로 보존된 뒤에 다시 소생한다는 것도 태양의 불멸성을 표현하는 것입니다. 잉카제국의 왕권도 태양숭배와 밀접한 관계가 있는데, 왕은 태양의 아들로 일반인과는 전혀 다른 존재로 숭배되었으며, 정복된 여러 민족에게도 태양숭배를 강요하였습니다. 잉카의 지배영역에는 많은 태양신을 모신 신전이 건설되었고, 중심인 수도 쿠스코의 태양신전에는 태양을 상징하는 거대한 황금원반이 있었습니다. 신격화된 잉카왕은 어버이인 태양으로부터 휴식을 위해 초대될 뿐이고, 결코 죽지 않는 것으로 믿어지고 있었습니다.

이러한 태양숭배에서 태양은 전능자이며, 인간을 지도하고 재판하는 존재였습니다. 천상에서 모든 것을 내려다보며, 만인이 우러러보는 태양이 왕권과 결부되었고, 이러한 공유성격이 강조됨으로써 태양에 대한 숭배와 왕권 강화가 동시에 진행된 결과로 더욱 더 강력한 태양숭배가 성립되었을 것입니다.

우리가 일출을 향해 합장하는 습관적 행동이 바로 더 한층 발달된 형태인 태양숭배라고 볼 수 있습니다. 공통적으로 태양은 보통 우주의 궁극적 힘, 원초적 빛 혹은 에너지, 부동의 존재, 우주의 심장, 존재의 중심, 영지(靈智), 정의 등을 상징합니다. 나아가 생과 사를 초월한 생명의 소생을 나타내기도 하며, 일출과 일몰을 모두 포함한 태양은 소생의 활력과 파괴의 힘 등 역동적인 인간 삶의 양면성이 함축되어 있기도 합니다. 결국 동양과 서양에서 태양의 존재는 그들의 삶에 있어서 절대적인 신성성을 상징하는 것입니다.

고대 동양에서 태양신 숭배는 중국이나 우리나라의 고대사회에서 찾을 수 있는데, 십삼경의 하나인 의례(儀禮)에는 "천자는 아침에 동문 밖으로 나가 태양을 향해 절한다."는 말이 있습니다. 또한 중국의 자금성이나 경복궁 등 궁전의 벽은 모두 붉은색으로 되어 있습니다. 중국인들은 붉은색을 가장 신성한 색으로 여기며, 황제가 주로 사용했습니다. 그들은 또 붉은색이 귀신이나 액을 막아준다고 믿는데, 이러한 습관의 유래도 고대의 태양 숭배와 관련이 있을 것으로 생각됩니다.

이러한 동양의 사상은 바로 태극(太極)에서 볼 수 있습니다. 음(陰)과 양(陽)은 상대적이면서도 상호보완적인 개념인데 천지만물은 모두 양과 음으로 이루어져 있다고 할 수 있습니다. 보통 음(陰)은 우주의 여성적 에너지를, 양(陽)은 남성적 에너지를 대표합니다. 음양은 즉 남자와 여자, 하늘과 땅, 태양과 달, 강함과 부드러움 등과 같은 우주 자연에 존재하는 모든 대립을 상징합니다. 하늘은 양, 땅은 음, 해는 양, 달은 음, 강한 것은 양, 약한 것은 음, 높은 것은 양, 낮은 것은 음 등 상대적인 모든 사물과 현상들은 양 · 음 두 가지로 구분할 수 있습니다.

중국인들은 음의 기운(陰氣)과 양의 기운(陽氣)이 함께 작용하여 우주의 모든 생성변화가 일어난다고 여겼습니다. 만물의 생사(生死), 4계절의 변화, 제국의 흥망성쇠, 인간 삶의 크고 작은 행운과 불행이 모두 음양의 원리에 따라 이루어진다고 말하고 있습니다. 이러한 음과 양은 바로 태극이라는 우주의 근본적 실재로부터 나타났다고 합니다. 태극은 모든 만물을 형성하는 근본적인 원리입니다. 해는 때가 되면 지고 달이 뜨며, 여름이 가면 다시 가을이, 가을이 가면 다시 겨울이 옵니다. 즉, 우주만물이 음양의 원리에 따라 계속해서 변화한다고 보는 것이 동양에서의 '태양(光)'의 의미입니다.

반면 고대 서양에서 태양신 숭배는 오벨리스크라 불리는, 고대 이집트인들이 태양신을 섬기며 만든 거대 돌기둥에서 볼 수 있습니다. 고대 이집트인들은 많은 신을 믿고 섬겨 왔는데, 그 중에서도 이들이 가장 굳게 믿고 숭배한 신은 태양신 라(Ra)였습니다. 이집트 사람들은 기원전 3000년경부터 그리스어로 '작은 쇠꼬챙이'라는 의미를 가진 오벨리스크를 태양신의 상징으로 받아들이고 섬겼습니다. 오벨리스크의 기원은 헬리오폴리스(태양의 도시)의 제12왕조 세누세르트 1세가 세운 벤벤석으로 보이는데 당시 사람들은 태양광선처럼 길쭉한 오벨리스크 형태의 뾰족한 돌 벤벤석에 태양신이 구현(具現)했다고 믿었습니다. 이때부터 이집트 사람들은 라를 섬기기 위해 사각형 단면에 위로 올라갈수록 가늘어져 끝은 피라미드꼴로 마무리된 거대한 오벨리스크를 만들기 시작했습니다.

단단한 화강암으로 만들어진 오벨리스크의 사면에는 라에 대한 찬가와 당시 왕을 칭송하는 내용이 고대 이집트의 상형문자로 새겨졌습니다. 하지만 처음에는 피라미드나 신전 등에 기념비로 작게 세웠으나, 신왕국 시대에 신전 입구인 탑문 양 옆에 한 쌍의 거대한 오벨리스크가 건설되면서부터 대규모로 세워지기 시작했습니다. 이후 수천 년 동안 여러 왕조를 거치면서 많은 오벨리스크가 세워졌으나 현재 남아있는 고대 이집트의 오벨리스크는 모두 28개입니다.

한 가지 흥미로운 것은 초기 고대 이집트인의 태양숭배에는 나일강의 범람과 관련이 깊다는 것입니다. 농경문화에서 나일강의 범람은 대단히 중요하였으며, 태양의 고도 변화가 바로 나일강의 범람에 지대한 영향을 준다는 것을 이집트인은 인식을 하게 된 것입니다. 그때부터 이집트인들은 태양에 대해 신성시하기 시작했습니다.

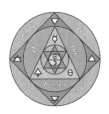 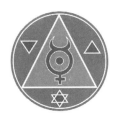 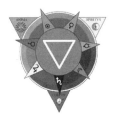

▲ 서양 연금술의 삼각과 헥사그램 상징 : 출처 – http://www.symbolian.com

03 삼각형과 무한 차원의 '힘'

|||||||||| 사람은 본래 가장 본능적인 존재입니다. 그들은 보고, 듣고, 만지며 모든 것을 본능적으로 알 수 있습니다. 또한 사람은 이성, 사고, 인지, 상상, 지각, 생각 등의 여러 가지 단어로 되어 있는, 사람만이 가진 유일한 능력을 가지고 있습니다. 그리고 이 유일한 능력을 통해 어떤 존재에 대해서 설명하고, 구분하고자 합니다. 하지만 이러한 구분 지음은 사람들로 하여금 오히려 그것의 무한한 존재의 가치를 하나의 가치로 보는 가장 큰 실수를 범했습니다.

예를 들어 지금 우리가 생활하는 곳은 이른바 3차원이라고 불립니다. 하지만 과학자들은 꽤나 오랜 시간 동안 우리가 살고 있는 공간이 3차원보다 더 높은 차원일 수도 있다는 생각을 했습니다. 아인슈타인의 상대성이론은 시간과 공간을 하나의 좌표로 통일하여 시공간 4차원을 주창했고, 동시대에 살았던 칼루자(Theodor Kaluza)와 클라인(Oskar Klein)은 시공간이 5차원일 가능성을 제시했으며, 3차원에 부가적으로 덧붙여진 차원을 덧차원(extra dimension)이라고 했습니다.

고등과학원의 물리학부 연구원인 이종필 박사는 이러한 덧차원의 존재에 대해 다음과 같이 말합니다.

"덧차원에 관한 고민이 새로워진 것은 초끈이론 때문이었다. 초끈이론은 그 이론이 자체적으로 모순이 없으려면 시공간이 10차원이어야 함을 예견한다. 우리는 4차원 시공간에 살고 있으니까 덧차원이 6차원이나 되는 셈이다. 덧차원이 이렇게 버젓이 존재한다면 우리가 어떻게든 알아차릴 수 있지 않을까? 꼭 그렇지 않을 수도 있다. 전깃줄을 예로 들어보자. 아주 멀리서 보면 전깃줄은 기다란 1차원의 곡선일 뿐이다. 그러나 우리가 가까이 다가가서 자세히 살펴보면 1차원인 줄 알았던 전깃줄이 일정한 굵기를 가지고 있다는 사실을 알게 된다. 이 굵기는 전깃줄의 길이 방향과는 수직을 이루면서 새로운 차원을 하나 형성하고 있다. 멀리서는 보이지 않던 전깃줄의 차원이 가까이에서야 보이기 시작한다. 더 자세히 보면 전깃줄의 다른 차원도 찾을 수 있을 것이다.

우리가 살고 있는 시공간도 이와 비슷할지도 모른다. 초끈이론이 맞다면 원래 우리가 살고 있는 시공간은 10차원(1차원의 시간과 9차원의 공간)이다. 그러나 6차원이 매우 좁은 영역에 말려들어 있다면 우리는 4차원의 시공간만 감지할 수 있다. 이는 마치 멀리서는 1차원의 전깃줄만 보이는 것과도 같다. 6차원의 덧차원을 보려면 마치 전깃줄에 가까이 다가가듯이, 공간 자체를 들여다보는 해상도를 높여야 한다."

우리는 해상도를 높이기 위해서 하나의 가치로만 판단하지 말고, 무한의 가치로 들여다 볼 수 있도록, 기존의 생각에서 탈피해야 할 것입니다. 이런 덧차원의 개념을 적용하면 우리가 있는 이곳에 또 다른 차원이 존재하게 되는 것입니다. 단지 우리가 인지하지 못한다는 것이지, 이것이 실재하지 않는 것은 아닙니다.

삼각형은 신의 문자이며, 에너지이자, 힘을 가지고 있습니다. 무한한 삼각형의 존재 가치는 '삼각형'이라는 이름으로 불리는 순간 '한 평면상에 있고 일직선상에는 없는 3개의 점 A, B, C를 2개씩 쌍으로 하여 선분을 연결하여 이루어지는 도형'이라는 하나의 가치로 되어버립니다. 우리는 이러한 무한한 가치를 하나로 제한시키는 기존의 생각에서 벗어나야 할 것입니다.

T·P·T 치료법의 가장 핵심은 삼각형의 빛을 만드는 데 있습니다. 고대부터 삼각형은 신을 나타내는 기호이자, 신들의 언어인 동시에, 신과 인간을 연결하는 통로 역할을 하는 도형으로 인식되고 있습니다. 바로 이러한 삼각형이 가지고 있는 신성한 힘을 환자의 치료에 이용한 것이 T·P·T 치료법입니다. 그리고 태양과 불의 상징인 붉은 빛을 이용하여, 우리가 인지하지 못하는 차원(dimension) 너머 세계에서 존재하는 힘을 환자의 치료에 이용한 것입니다.

사람이 인지를 할 수 있는 차원 이상에서 이 삼각형은 나타났을 수도 있습니다. 그것은 사람이 만든 기호가 아니라 처음부터 존재하는 무한한 존재의 힘을 상징하는 기호였을 수도 있습니다. 많은 문명과 민족에서 동일한 삼각형의 기호를 찾을 수 있는 것은 특정한 종교나 인간의 사고에서 널리 전해졌다고 보기에는 납득하기 어려운 부분이 많이 있습니다.

필자는 이 책을 읽는 이가 깨어 있기를 바랍니다. 단 '하나의' 존재 가치가 아닌 '무한의' 존재 가치를 얻기 위해서, 이제부터라도 우리는 그동안 알고 있는 것들의 본래의 숨겨진 가치에 대해 다시 생각하고 그것을 깨야 할 것입니다.

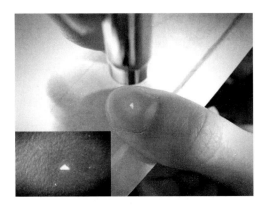

▲ T·P·T(Three Point Therapy) 법의 핵심적인 삼각형 모양의 레이저빔

괴로운 허리 병,
어떻게 치료해야 하나?

출처: 조선일보 2001/09/19

만성 허리 병 환자의 가장 큰 고민은 "어디서 어떤 치료를 받을까?"하는 문제다. 정형외과와 신경외과, 한방 등의 치료 전략이 너무 다르기 때문이다. 한쪽에선 수술해야 한다고 하는데, 다른 한쪽에선 좀 더 두고 보자고 한다. 한의사들은 침과 한약, 추나요법으로 고칠 수 있다고 호언장담한다. 도대체 어디로 가야 할까? 누구 말이 옳을까?

A 교수(정형외과)와 B 교수(신경외과), C 교수(한방과)는 TV나 신문 등을 통해 유명해진 대표적 허리 병 전문의사들. B 교수는 내시경 레이저 수술로, C 교수는 한약 · 추나요법으로 환자들에게 '인기'가 높다. A 교수는 두 사람을 가장 강하게, 앞장서서 비판하는 주인공이다. 이들이 자리를 함께 했다.

사회: 만성 요통이 있는 38세 남자 직장인의 척추 MRI 필름을 준비했습니다. 먼저 환자 상태를 설명해 주십시오.

A 교수: 척추분리증과 전방전위증이 있는 환자입니다. 척추 뼈 하나가 앞으로 미끄러져 약간 튀어나오는 바람에 이 척추 뼈 밑에 있는 디스크와 위에 있는 디스크 두 개가 상해 있습니다. 튀어나온 디스크가 신경을 누르기 때문에 다리가 저리고, 척추가 불안정하기 때문에 무거운 물건을 잘 들지 못합니다. 또 환자는 땅바닥에 양반자세로 20~30분 이상 앉아 있을 수 없습니다. 그러

나 걷는 데는 지장이 없습니다. 오히려 걷기 등 가벼운 운동을 많이, 꾸준히 하면 통증이나 다리 저림 등의 증상이 약해진다고 합니다. 참고로 이 병은 전 인구의 5~6%에게 있으며, 알래스카 같은 곳에선 인구의 40% 정도에게 이 병이 있다고 합니다.

B 교수: 먼저 환자의 허리근육과 인대를 강화시키는 보존치료를 해야 됩니다. 뒤에서 척추 뼈를 지탱해 주는 허리 근육과 인대가 강해지면 뼈 자체에 문제가 있어도 정상생활이 가능합니다. 이것은 분명히 '미봉책'이지만, 때로는 미봉책이 최선일 수도 있기 때문에 보존치료를 먼저 시행하는 겁니다. 그러나 이 환자는 이미 저림과 같은 신경 증상이 나타나고 있기 때문에 보존치료의 효과가 없거나, 치료를 해도 증상이 더 악화되면 즉시 수술을 시행해야 합니다. 수술만이 병의 원인을 제거하는 유일한 치료법입니다.

　수술은 상한 디스크를 제거하고, 그 자리에 인조 디스크를 삽입한 뒤, 흔들리는 뼈에 나사를 박아 고정시키는 방법입니다. 과거엔 등을 째고 척추 뼈 일부를 잘라낸 뒤 신경을 제쳐놓고 수술하는 바람에 합병증이 생길 위험이 몹시 컸습니다. 하반신 마비와 같은 심각한 부작용도 종종 있었습니다. "척추에 칼을 대지 말라."는 말은 그래서 생긴 겁니다. 그러나 저는 등이 아닌 배를 째고 내시경을 보면서 수술하는데, 뼈를 자르거나 신경을 건드리지 않기 때문에 부작용 없이 안전하게 수술할 수 있습니다.

A 교수: B 교수님께선 이 환자의 척추 뼈가 더 미끄러져 나와 계속 악화될 것으로 예상하십니까? 저는 그렇게 보지 않습니다. 이 환자는 아마 어렸을 때 척추에 충격을 받아 병이 생겼을 테고, 그 상태로 30년 가까이를 생활했습니다.

전 앞으로도 30년은 문제없을 것으로 봅니다. 물론 나이가 들면서 증상이 조금씩 심해지겠지만, B 교수님께서 말씀하신 그 '미봉책'으로 20~30년은 끌 수 있다고 봅니다. 수술은 그 뒤에나 고려할 수 있겠지요. 물론 지금 수술하면 요통이나 다리 저림 증상 등이 없어지겠지만, 척추 뼈에 나사못을 박은 채로 평생을 살아가야 하는 불편함이 있습니다. 또 수술 부위 위·아래 디스크에 무리가 가는 등 또 다른 문제가 생길 수 있습니다. 좀 전에 말씀드렸듯이 전 인구의 5~6%가 이 병을 갖고 있는데, 자기에게 이 병이 있다는 걸 아는 사람은 50% 밖에 안 될 겁니다. 나머지는 "이상하게 허리가 좀 아프네."라면서도 평생 잘 살고 있습니다. 다소 불편하더라도 병 자체를 잊고 사는 게 최선의 치료법입니다.

B 교수: '병'에 대한 관점의 문제인 것 같습니다. 땅바닥에 오래 앉아 있지도 못하고 뛰지도 못하며 무거운 물건도 들지 못한다는 것은 '정상'이 아닙니다. '비정상'은 치료해야 합니다. 물론 허리 아프다고 죽지 않기 때문에 평생 아픈 채 살 수도 있지만, 왜 아프게 삽니까? 척추에 나사못을 박더라도 뛸 수도 있고, 골프도 칠 수 있습니다. 그리 걱정할 필요가 없습니다.

C 교수: 저도 수술은 반대합니다. 타이어가 좀 닳았다고 교체하지 않듯, 디스크가 좀 상했다고 반드시 갈아 끼워야 하는 것은 아닙니다. 저는 이런 환자에게 우선 인대를 강화시키는 한약을 복용시킵니다. 5~6개월 한약을 복용하면 인대가 튼튼해지면서 증상이 사라집니다. 또 앞으로 미끄러져 나와 있는 척추도 수술 없이 교정할 수 있습니다. 매일 아침저녁 똑바로 누워서 5kg 정도 무게가 나가는 물건을 배꼽 위에 놓은 뒤, 10분씩 지그시 눌러주면 철사로 뼈

드렁니를 교정하는 것처럼 앞으로 빠져나온 척추가 서서히 제자리로 찾아 들어갑니다.

　MRI 촬영을 통해 척추가 제자리로 돌아가는 것을 확인했습니다. 이 같은 치료법은 전방전위증뿐 아니라 모든 척추질환에 동일하게 적용됩니다. 허리병 환자 349명에 대한 한약·추나치료 결과를 모 리서치 기관에 의뢰해 조사해 봤습니다. 이들은 MRI 등으로 진단을 받은 환자들이며, 그 중 상당수는 수술을 권유받았던 사람입니다. 그 결과 치료를 받은 사람의 69.1%가 정상생활이 가능할 정도로 좋아졌습니다. 또 쥐를 대상으로 제가 쓰는 한약의 효과를 실험한 결과, 신경을 재생시키는 등의 효과가 있는 것으로 나타났습니다.

A 교수: 설문조사나 초보적인 동물실험 결과를 토대로 어떤 치료의 효과를 평가하는 것은 매우 위험합니다. 어떤 사람이 어떤 목적을 위해 연구하는가에 따라 결과가 얼마든지 다르게 나올 수 있기 때문이지요. 때문에 의학계에선 연구자가 그 연구 때문에 직·간접적인 이득을 얻는 경우, 연구자의 선입견이 있는 경우에는 '객관적인 연구'로 인정하지 않습니다.

C 교수: 한방의 치료 결과는 한방 용어와 원리로 설명해야 합니다. 그걸 아는 제가 오죽하면 동물실험 결과까지 들먹이며 한약·추나요법의 효과를 설명하려 들겠습니까? 양방의사들이 한방은 비과학적이라고 거들떠보지도 않기 때문입니다. 치료 효과에 대한 평가가 과학적이냐 여부보다 더 중요한 점은 수많은 환자들이 한약·추나요법으로 치료됐다는 점입니다.

사회자: 레이저 수술과 한방 추나요법의 효과에 대해 논란이 많았는데 도대체 무엇이 문제였습니까?

A 교수: 죄송합니다만, B 교수님께서 많이 하시는 레이저 수술은 정형외과학회에서 '상업적 수술'로 규정한 바 있습니다. 수술칼 대신 레이저를 이용함으로써 치료비 부담만 가중시킨다는 것이죠. 또 레이저 수술의 효과 자체에 대해서도 부정적인 견해가 많습니다. 한방 치료는 더 심각합니다. 전문적인 지식 없이 환자의 등뼈를 만지다가 오히려 마비가 심해져서 병원 응급실을 찾는 환자가 많습니다. 한약을 복용한 뒤 간기능이 떨어져 수술을 받지 못하는 사례도 심심찮게 있습니다.

C 교수: 접골원이나 심지어 이발소에서 비전문가들이 뼈를 만지는 게 문제가 됩니다. 그러나 훈련받은 한의사가 하는 경우엔 큰 문제가 되지 않습니다. 요즘엔 안전을 위해 한의사들도 MRI 필름 등을 보고 환자를 가려서 합니다. 골절이나 골다공증 환자에게 추나요법을 시행해선 안 되니까요. 한약이 간 독성이 있다는 건 전 동의할 수 없습니다. 오히려 스테로이드 주사 등 양방 치료제의 독성이 훨씬 심합니다.

B 교수: 돈 많이 벌려고 레이저를 쓰는 게 아닙니다. 수술칼은 그 끝이 크고 무디지만, 레이저는 실처럼 가늘어서 매우 정교하므로 이것을 사용합니다. 정형외과학회에서 레이저는 추간판탈출증(디스크) 수술에 쓸 수 없다고 규정했는데, 예전에 쓰던 1세대 레이저(엔디 야그)는 실제로 위험합니다. 그러나 최근엔 레이저 투과 깊이가 0.5mm, 심지어 0.1mm인 것도 있어 매우 안전합니다. 디스크가 튀어나와 신경을 누르는 부분에 레이저를 정확하게 쏘면 마치 오징어가 불에 오그라드는 것처럼 디스크가 안쪽으로 빨려나가 디스크가 치료되는 겁니다.

A 교수: 참 좋은 수술법이군요. 그러나 문제는 어떻게 수술하느냐가 아니라, 왜 수술하느냐 입니다. 급성 디스크 환자는 시간이 지나면 수술하지 않아도 대부분 좋아집니다. 통증은 튀어나온 디스크가 신경을 누르기 때문이 아니라, 눌린 신경에 염증이 생기기 때문입니다. 따라서 약으로 염증을 가라앉히면 신경이 눌려도 아프지 않게 됩니다. 수술을 결정하는데 또 하나 중요한 것은 척추관의 크기입니다. 아무리 디스크가 많이 튀어나와도 관이 크면 신경이 눌리지 않습니다. 그러나 관이 좁으면 조금만 튀어나와도 공간이 없기 때문에 증상이 나타납니다. 따라서 디스크가 튀어나왔다고 무조건 수술하면 안 됩니다.

C 교수: 염증과 통증을 가라앉히는 데는 한약이 더 효과적인 것 같습니다. 급성 디스크로 통증이 극심한 사람도 한약을 복용하면 부어있던 점막들이 정상을 되찾고, 튀어나왔던 디스크도 제 위치로 되돌아갑니다. 따라서 전 아무리 심한 통증을 호소하더라도 수술부터 하는 것은 반대합니다.

B 교수: 디스크에 신경이 눌려 3개월 이상 지체되면 신경끼리 서로 들러붙어 마비나 발 시림 등의 후유증이 평생 남습니다. 디스크 환자의 90% 이상은 수술하지 않아도 되지만 수술을 꼭 해야 하는 7~8%는 신속히 수술해야 합니다. 괜히 보존치료·한방치료를 한다고 시기를 놓치면 더 큰 문제를 일으킬 수 있습니다.

사회: 세 분의 말씀이 계속 평행선을 긋는 것 같군요. 시간이 많이 지체됐는데, 허리 병에 대한 세 분의 치료 원칙을 다시 한 번 정리해 말씀해 주십시오.

B 교수: 가능하면 수술하지 않고 허리 병을 치료하는 게 좋지만, 그렇다고 '내버려 두면 저절로 낫는다.'고 믿고 무작정 시간을 끄는 것은 무척 위험합니다. 이것을 잘 구분하는 게 중요합니다. 한편 수술방법은 내시경과 레이저를 이용하는 최소침습법(적게 째서 수술하는 법)이 후유증을 남기지 않습니다.

C 교수: 한약·추나요법은 수술하지 않고도 수술과 유사한 효과를 거둘 수 있는 치료법입니다. 인간의 자연치유력을 한약으로 배가시켜 주고, 추나로 뼈를 바로잡아 줌으로써 병원에서 수술을 권유받았던 수많은 환자들이 정상으로 돌아왔습니다.

A 교수: "허리 병을 치료하는 사람(의사, 한의사, 침구사 등)이 많은 곳엔 허리 병 환자도 많고, 치료하는 사람이 없는 아프리카 같은 곳에는 허리 병 환자도 없다."고 말한 미국 척추 전문의 와델의 말을 되새겨 볼 필요가 있습니다. 의사들이 없는 병을 자꾸 발견해 키워서는 안 됩니다.

T·P·T 치료법은 고차원적인 세계관을

토대로 병의 모든 근원 원인과

가지 원인을 트리구조와 역트리구조를 통해

병의 치료를 실행하는 새로운 의학입니다.

chapter 02

T·P·T 치료법
의학의 프레임에서
벗어나다

01 동양의학과 서양의학의 화해

〈괴로운 허리 병 어떻게 치료해야 하나?〉 라는 문제를 놓고 열 띤 논쟁을 벌인 신문기사가 나온 지도 어느덧 9년이라는 시간이 지났습니다. 지나간 시간만큼 의학이나 치료에 대한 관점들도 많이 변했습니다. 지금은 질병이 더욱더 다양해지고, 복잡해짐에 따라 그에 따른 치료법 또한 새로운 관점과 접근들이 시도되고 있습니다.

본래 의학(醫學)은 인간의 건강을 보살피는 학문적 체계이자, 인류의 역사와 더불어 경험의료로서 존재해 왔습니다. 일반과학이 진보함에 따라서 독자성을 지닌 과학으로 발전하여 인체에 관한 연구와 질병의 예방 및 치료를 연구하는 학문이라고 정의됩니다.

인간을 치료함에 있어서 어느 것이 더 옳고 그름의 잣대로 재단할 수 있는 것은 아닙니다. 문화 전통이란 이성과 의지로 거부할 수도 억지로 이식할 수도 없기에 이런 논쟁은 사실상 큰 의미가 없다고 생각합니다. 서로의 치료적 접근이 옳다고 외치던 치료에 대한 해묵은 생각들은 변화해 서로 상호 보완적이고, 함께 의견을 공유하는 방향으로 나아가고 있습니다. 각각 진단하고 처방하는 모양은 다르지만 인과에 의한 치료법의 접근은 동일하다고 할 수 있는 것입니다.

그러기 위해 우리는 2000년 동안이나 물려받은 전통(그것이 서양의학이든 동양의학이든 큰 의학의 관점에서는 오랜 기간 이어져 내려온 전통이기에)을 먼저 깊이 다시 알고, 사유함으로써 좀 더 새롭고 발전적인 전통으로 만들어 나가는 데 노력해야 할 것입니다.

강신익의 저서 〈몸의 역사 몸의 문화〉에 따르면 우리 사회에 통용되고 있는 두 개의 서양과 동양의학의 보편성과 특수성에 대해 다음과 같이 언급하고 있습니다.

"동양의 전통에서 학문을 한다는 것은 배우고 묻는 행위로 정의되는데, 이는 객관적 진리를 발견해내는 서양의 전통과는 구별된다고 볼 수 있다. 동양의학은 의(醫)에 대한 배움이며, 객관적 사실의 발견보다는 배우고 묻는 행위의 결과로 얻게 되는 깨달음을 중시하는 것이다. 이러한 전통으로 인해 그 배움의 내용 또한 크게 달라지지 않아 2000여 년 전에 만들어진 〈황제내경〉이 아직 한의과대학에서의 주요 과목이며, 400년 전에 출간된 〈동의보감〉 역시 지침서로 사용되고 있다. 그것은 바로 그 배움의 틀이 음양오행(陰陽五行)의 인식에서 크게 벗어나지 않았기 때문이다."

음양은 세상을 읽는 형이상학적 문법이며, 오행은 자연현상에 대한 관찰을 통해 추론된 인식의 구조라고 할 수 있습니다. 사람의 몸도 오행에 대응하는 간장, 심장, 비장, 폐장, 신장의 오장으로 형상화되며, 각각의 장기는 순서대로 오행, 즉 목(木), 화(火), 토(土), 금(金), 수(水)에 대응합니다.

하지만 오행은 상호 영향을 주고받는 관계의 형식이지 불변의 원소가 아니며, 각 장기에 생긴 병 또한 고정된 실체가 아니라 다른 장기와의 관계에 있어서의 부적절함일 뿐입니다. 질병이 실체가 아니기 때문에 진단 또한 수많은 질병의 목록에서 하나를 골라내는 감별 진단이 아닌, 환자가 호소하는 증상들 속에서 부적절한 관계를 찾아내는 것입니다. 오행은 불변의 진리가 아니라 병에 대해 추론하는 배움의 양식일 뿐이기에 진단의 주체가 누구인가에 따라서 환자의 질병 내용 또한 달라질 수 있다고 합니다.

동양의학의 실체적인 지식에 대해 알아가는 구조가 아니라 몸에 나타나는 문제를 파악하는 배움의 형식일 수밖에 없었던 것은 서양의학과 같이 증세가 유사한 특징이 있는 질병을 비교, 검토하여 초진 때의 병명을 확인하는 감별 진단이 아닌 까닭입니다. 각종 증상을 종합적으로 살펴서 치료를 결정한다는 변증 진단이었기 때문입니다. 즉 변증에 사용되는 정보 수집의 방식이 지극히 주관적이기 때문이었습니다.

눈에 보이는 증상으로는 알 수 없는 내부의 상태를 맥을 짚어 파악하는 맥진법은 정량화 할 수 있는 가시적 변화를 모든 진단의 기준으로 삼는 서양의학과는 뚜렷이 구분되는 본질적 차이라고 할 수 있습니다.

영국의 정치가이자 지리학자인 존 배로(John Barrow)의 저서 〈중국 기행〉을 보면 당시 서양인들이 동양 의사의 이러한 맥진법에 충격을 받은 내용을 찾아볼 수 있습니다. 1794년 영국은 최초의 공식 대사를 중국 건륭 황제의 궁정에 파견했는데 존 배로 역시 그 사절단에 포함되어 있었습니다. 그는 처음 접한 중국 과일을 먹고 곧 앓아누웠는데, 황실로부터 최고의 예우를 다하도록 지시받은 중국 관원들은 즉시 저명한 의사를 보내 그를 돌보게 했습니다. 그가 기록한 여행 기록에 의하면 다음과 같습니다.

"그는 심각한 얼굴을 하고, 마치 런던이나 에든버러에서 희귀하고 의심스러운 증례를 다룰 때나 볼 수 있는 태도로 눈을 천장에 고정시키고는 내 손을 들고 손목에서 시작하여 팔꿈치까지 두 손가락을 번갈아가며 움직여나갔다. 이 행동은 침묵 속에서 10여 분간 계속되었다.

치료사는 손목의 여러 곳을 진맥했을 뿐만 아니라 환자에게는 아무 질문도 하지 않고 몸을 진찰하는 것만으로 진단에 도달했다."

하지만 18세기 당시, 서양의학의 규범에 익숙한 서양인들은 환자의 설명 없이 얻은 진단을 신뢰하지 않았다고 합니다. 동양의학은 의(醫)에 대한 배움이지만 서양의학은 의(醫)에 대한 과학이었습니다. 여기에는 진리의 객관성, 유일성, 보편성이 전제되기에 질병에 대해서도 다양한 해석이 허용되지 않습니다. 물론 서양의학의 초기는 병의 원인을 자연이 아닌 악령이나 신성에서 찾았음을 알 수 있습니다.

서양의학의 역사를 거슬러 올라가면 고대 이집트 시대에서부터 시작함을 알 수 있습니다. 프랑스의 이집트 학자 장 요요트(Jean Yoyotte)는 이집트 의학에 대해 다음과 같이 이야기했습니다.

"기원전 2000년대부터 다른 민족들은 이집트 의사들의 의학적 지식과 기술의 우월성을 인정했다. 그리하여 파라오는 외교적 차원에서 의학적 임무를 띤 전문가들을 다른 군주들에게 파견하기도 했는데, 이 전문가들은 높은 수준의 의술을 보유한 사람들이다.”

이집트에서는 사제가 의사 노릇을 했는데 그들은 심장이 생명의 중심, 항문이 질병의 중심이라고 생각했으며, 주문과 기도로 치료를 했고 의학과 초자연적인 것을 구분하지 못했다고 합니다. 이집트 최초의 의사는 임호텝(Imhotep)이었는데, 그는 이집트의 건축가이자, 최초로 계단식 피라미드를 설계한 인물입니다. 의술, 천문학, 철학에도 뛰어났으며, 특히 후세에 학문과 의술의 신으로 신격화되기도 했습니다.

그는 환자를 성전에 재우면 초자연적인 힘이 병을 걷어간다는 '신전수면요법'으로 환자를 치료했다고 합니다. 이것은 역사상 최초의 체계적인 의학이라 할 수 있으며, 경험으로 병을 고친 최초의 의료였습니다. 초기 그리스 의학에서는 '의술의 신'인 아폴로(Apollon)나 아스클레피오스(Asklepios)를 믿었으며, 신전수면요법을 사용하는 등 아직 종교성이 완전히 배제되지 않은 부분도 있었습니다.

히포크라테스 이전의 그리스 의학은 이집트 의학의 영향을 많이 받았다고 볼 수 있습니다. 의학에서 이러한 신성을 걷어내고 진정한 의미의 자연의학을 발전시킨 사람이 바로 서양의학의 아버지인 히포크라테스(Hippocrates)입니다. 그는 고대 자연철학을 의학에 적용하여 환경적 요인이 환자 개인의 체질적 요인과 함께 매우 중요한 질병의 원인이라고 주장했습니다.

그 후 르네상스 과학 혁명기를 거치면서 세상을 바라보는 서양인들의 방식은 혁명적 변화를 겪게 되는데 의학에서도 마찬가지의 변화가 있었습니다. 베살리우스의 근대적 해부학과 윌리엄 하비의 혈액순환의 원리 등이 바로 그것입니다. 17세기에는 실제 임상에서의 면밀한 관찰을 중시하는 임상의들이 나타났는데, 관찰을 중시하다 보니 오감의 기능을 확장시키려는 다양한 시도가 이루어졌고, 그 결과 흉곽을 두드려 소리를 듣는 타진법과 청진기가 발명되기도 했습니다.

또한 병으로 죽은 사람의 몸속을 열어보게 되면서 질병의 자리를 찾아내게 되는데, 18세기 이후의 병원에서는 죽은 사람의 몸을 열어 사인을 밝히는 일이 일상화되었습니다. 형태와 질감이 다른 장기(organ)를 찾아내어 그것을 사망의 원인으로 기록하게 되었습니다.

이후 현미경에 의한 조직 관찰이 가능해지자 질병의 자리는 장기에서 조직(tissue)의 단위로, 다시 세포의 단위로 낮아지게 되었습니다. 임상의학의 탄생과 함께 19세기 들어 세균이 발견되고, 그것이 끔찍한 전염병의 원인이었음이 밝혀지면서 의학은 실험실로 들어가게 됩니다.

서양의학이 보편적 의학으로 인정되면서 세계 각국으로 퍼져나가게 되자 수천 년간 독자적 문화에 근거한 의학을 발전시켜 온 동양의학은 심각한 개념적 혼란에 빠지게 됩니다. 하지만 서양의학이 급성 외상이나 급성 병에 탁월한 효과를 나타낸다는 사실을 인정하지 않을 수 없었던 동양의학은 일종의 개념적 타협을 하게 됩니다. 그 결과로 한국의 동도서기(東道西器), 중국의 중체서용(中體西用), 일본의 화혼양재(和魂洋才)가 바로 그것입니다.

이것은 우리의 사상을 지키면서 서양의 과학기술을 받아들이자는 사상인 것입니다. 하지만 그런 개념적 타협을 바로 의학이라는 것에 적용하기는 무리가 따를 수밖에 없었습니다. 질병을 치료하기 위해서는 반드시 그 질병의 존재와 양상을 규정하는 진단의 과정이 필요한데, 서양의학과 동양의학은 그 진단에 있어서 전혀 다른 방법을 사용하고 있었으며, 그 개념 구조도 전혀 공약 가능하지 않았기 때문입니다.

서양의학은 어떤 증상이 있을 때 가능한 진단명을 나열한 뒤 하나씩 제거해나가는 감별 진단의 방법을 사용하지만, 동양의학은 환자가 갖고 있는 증상을 토대로 병의 모습을 그려보는 변증의 방법을 사용하기 때문입니다. 진단 방법 자체가 서양의학은 환원적인 반면에 동양의학은 구성적이며, 치료에 있어서도 서양의학은 확정된 진단에 따라 원인이라고 생각되는 요인을 집중적으로 공격하는 방식이지만 한의학에서는 병의 원인과 몸의 내적 상태를 함께 다스리는 방식입니다.

국제적인 교통망이 서서히 발달하기 시작함에 따라 동양의학과 서양의학은 자연스럽게 만나게 된 지 어느덧 100여 년이 지났습니다. 그리고 마음과 영혼과 몸을 연결하는 동양의 치료법이 서양으로 점차 확산되었고, 그것은 지배적인 건강관리 양상에도 일정한 영향을 미치게 되었습니다.

하지만 본격적으로 뒤섞이기 시작한 지 50여 년이 지난 지금, 동양의학은 수천 년을 지켜온 지적 전통과 세계관의 정체성을 서양의학으로 인해 본질로부터 위협당하고 있습니다. 서양의학 또한 동양의학으로 인해 그 방법론의 차가움과 만성병에 대한 무능력으로 대중으로부터 점차 외면당하기 시작했습니다. 서양의학과 동양의학 모두 심각한 도전에 직면해 있는 것입니다. 그것은 동양과 서양의학이 역사적이고 문화적인 측면을 외면한 채 각 의학의 측정 가능한 효과에만 초점을 맞추거나, 개념적 공약 불가능성을 강조하면서 스스로 고립의 길을 그동안 걸었기 때문입니다.

동양의학과 서양의학은 상대방 의학이 가진 세계관을 이해하는 일을 선행해야만 서로 화해와 협력의 관계가 될 수 있습니다. 동양과 서양의학을 하나로 통합하기가 어려웠는데 이는 객관화하여 비교하는 작업이 수월하지 않았기 때문입니다. 어떤 시기, 어떤 지역에서 발생한 제도와 사상은 필연적으로 그 시기, 그 지역에 살던 사람들의 방식과 자연적, 사회적 환경을 반영하게 마련입니다. 의학은 이러한 역사와 문화가 가장 포괄적으로 반영된 제도라고 볼 수 있습니다.

따라서 어떤 의학의 현재 모습은 이러한 세계관과 환경의 흐름을 압축해서 보여주는 것이라고 할 수 있습니다. 어떤 의학을 자세히 살펴보려면 그 사람들의 우주관, 생명관, 인간관을 알아야 할 것입니다. 신의 권능에 의해 불과 6일 만에 우주 만물과 온갖 생명이 창조되었다고 보는 기독교 전통과는 달리 동양의 전통에서는 "곧 우주는 태역(太易), 태초(太初), 태시(太始), 태소(太素)의 단계를 거치면서 이루어지는데, 태역은 기(氣)가 생겨나기 이전 단계이고, 태초로부터는 기와 질(質)이 갖추어지는 단계이며, 태초·태시·태소를 아울러서 태극(太極)이다."라는 우주 만물의 발생을 매우 추상적으로 설명하고 있습니다.

기독교 전통에서는 형체와 생기가 뚜렷이 구분되지만 동양의 전통에서는 기가 질로 전환되고 질이 형으로 전환되며, 기·형·질이 서로 다르지 않다고 합니다. 서양의학이 인체의 형태와 구조를 중시하여 해부학 중심의 의학을 발전시키고, 동양의학이 기의 모음과 흩어짐, 순환을 중심으로 생체의 기능을 설명하는 의학을 발전시킨 것은 바로 이러한 전통의 세계관이 다르기 때문입니다.

한 가지 예로 동양의학에서는 장기에 있어 간(肝), 심(心), 비(脾), 폐(肺), 신(腎)이라는 다섯 개의 장기가 있는 것으로 보고 질병을 진단하고 치료합니다. 하지만 여기서 치료라 함은 그 장기 자체만을 보는 것이 아닌 장기가 하는 일, 또는 다른 장기와의 연관성을 모두 이르는 의미로 사용됩니다. 즉, 간(肝) 하나를 따진다 하더라도 오장육부와의 모든 연관성을 지닌 것이 장부에 대한 동양의학의 이해인 것입니다.

하지만 이러한 두 의학의 다른 세계관은 오히려 새로운 의학의 창출을 위한 더없이 좋은 기회일 수 있을 것입니다. **동양의학은 서양의학으로부터 표준화된 과학적 방법론을 배워야 할 것이며, 서양의학은 동양의학으로부터 사물을 바라보는 완전하고, 통일성 있는 시각을 배워야 할 것입니다.**

02 대체의학에 길을 묻다

|||||||||| 20세기 후반 서양에서는 보완의학(complementary medicine) 혹은 보완대체의학(complementary alternative medicine, CAM)에 대한 대중의 관심이 빠르게 증가되었습니다. 의학박사 강길전 외의 〈대체의학의 이론과 실제〉에 따르면 **대체의학의 사전적 의미는 "한 나라의 주류를 이루는 의료 체계에서 벗어난 치료법"** 입니다.

대체의학의 관심은 1960년대 이후 서양에서 대두된 반문화운동(counterculture)의 확대에서 볼 수 있습니다. 이 시기에는 의학을 비롯한 과학의 발달이 공격을 받았고, 대안적인 생활방식이 제시되었습니다. 바로 모든 종류의 확립된 전통이 비판적으로 세밀히 재검토 되는 시기였습니다. 이러한 경향은 동양의 신비주의에 대한 관심의 증가와 연관이 되었습니다. 1972년 리처드 닉슨 대통령의 중국 방문 때 일입니다. 당시 수행 기자였던 〈뉴욕타임즈〉의 제임스 레스턴(James Reston)은 중국 현지에서 충수염을 앓아 수술을 하게 되었고, 수술 후 복통을 침으로 치료하였는데 그 효과가 극적이었습니다. 그는 이 내용을 '북경에서 받은 나의 충수염 수술' 이란 제목으로 〈뉴욕타임즈〉에 기사화했는데, 이 기사가 전

세계적으로 전파되면서 중국 한의학 연구의 붐을 일으켰습니다.

전통적 경계가 허물어지고 서양과의 소위 '핑퐁외교'가 발전한 결과였습니다. 비록 많은 요소들이 보건과 다른 분야에서 반문화운동의 성장을 가져왔지만, 국제교류가 확대되고 정치적 구분에 따른 전통적 장벽이 허물어짐에 따라 동양의 철학과 의료가 서양사회에 가져온 영향은 큰 것이었습니다. 그것은 서양의학의 생의학에 대한 비판이기도 하였습니다. 환자를 비인간화시키고 환자가 자기 자신의 건강관리에 적극적으로 참여하는 것을 제한하며, 특히 만성질병에 있어 질병의 치유와 삶의 질 향상이라는 스스로의 약속을 지키지 못하고 있다는 사실이 비판의 대상이 되기도 했습니다.

현대의학에 대해 가장 논란이 되는 비판은 반문화운동 최고조기의 선구적인 사상가인 이반 일리히(Ivan Illich)에 의해 시작되었습니다. 그는 1976년에 서양의학의 의사 자체가 보건에 가장 큰 위협이 되는 단계에 도달했다고 주장했습니다. 그는 현대의학을 반생산적으로 만드는 이유 중에는 세 가지 주요 의인성(의사에 의해 유발되는) 질병이 있다고 믿었습니다. 첫 번째는 임상적 의인성 질환으로, 의학체계가 성공적인 치료를 통한 이점을 훨씬 상회하는 임상적 피해를 입히고 있다고 주장했습니다.

두 번째는 사회적 의인성 질환으로 이는 수명연장을 위한 불필요한 과잉 진료가 의사에 대한 의존성 증가를 유발하면서 생기는 부정적인 사회적 효과와 관련이 있다고 했습니다.

세 번째는 구조적 의인성 질환으로 통증과 질병, 죽음에 개인적이고 자주적인 방법으로 대처하는 사람들의 능력이 의료를 통해 파괴된 것을 가리키고 있습니다. 이런 배경을 따라 대체의학은 서유럽과 미국에서 급속도로 번지는 결과를 가져왔습니다. 이러한 경향은 소비자 권리의 향상과 같이 보다 넓은 사회운동의 일부라고 할 수 있습니다.

서양에서는 대체의학의 개념이 아로마치료에서부터 침술, 약초치료법에 이르기까지 다양한 종류의 치료를 포함하는 넓은 의미로 쓰이고 있습니다. 미국 보완대체의학센터(NCCAM)는 대체의학 치료법 등을 다소 정리하는 차원에서 5가지로 대분류 하였고, 대분류 밑에 다시 소분류를 하였습니다. 대분류에는 전통적 대체의학, 생체중심 대체의학, 수기의학, 에너지 의학, 심신의학으로 나누었는데 각 대분류에는 적게는 3개에서 많게는 15개의 소분류가 또 있습니다.

'한국대체의학회(KACAM, The Korean Association of Comple mentary and Alternative Medicine)'의 회장인 전세일 박사는 대체의학에 대해 다음과 같은 분류를 제시했습니다.

서양의학에 밀접한 대체의학

- 정골의학(整骨醫學, Osteopathic Medicine)
- 족부의학(足部醫學, Prodiatric Medicine)
- 척주교정의학(脊柱矯正醫學, Chiropractic Medicine)
- 중금속제거요법(重金屬除去療法, Chelation Medicine)
- 해독요법(解毒療法, Detoxification Medicine)
- 최면요법(催眠療法, Hypnotherapy Medicine)

- 심신의학(心身醫學, Body-Mind Therapy Medicine)
- 에너지의학(Energy Medicine)
- 영양요법(營養療法, Nutritional Medicine)
- 분자정형의학(整骨醫學, Orthomolecular Medicine)
- 엔자임요법(Enzyme Medicine)
- 산소요법(Oxygen Therapy)
- 환경의학(Environemental Medicine)
- 자장요법(Magnetic Field Therapy)
- 응용운동학(Applied Kinesiology)
- 바디웍요법(Bodywork)
- 롤핑요법(롤핑療法)
- 꿈치료법(Dream Therapy)
- 오락치료(Recreation Therapy)
- 미술치료(Magic Therapy)
- 신경치료(Neural Therapy)
- 재건요법(Reconstructive Therapy)
- 세포치료법(Cell Therapy)
- 홍채진료법(Iridology)
- 두개천골자극요법(Craniosacral Therapy)
- 자발요법(Autogenic Therapy)
- 라이히안요법(Reichian therapy)
- 신경언어학적 프로그램요법(Neuro-Linguistic Programing)
- 도인상상요법(Cuided Imagery)

- 생체되먹이요법(Biofeedback)

- 무도요법(Dane Therapy)

- 생물학적 치과치료법(Biological Dentistry)

동양의학에 밀접한 대체의학

- 아유르베다의학(Ayurvedic Medicine)

- 자연의학(自然醫學, Naturopathic Medicine)

- 명상요법(冥想療法, Transcendental Meditation)

- 요가(Yoga)

- 기공치료(Qigong Therapy)

- 생약요법(生藥療法, Herval Medicine)

- 꽃요법(꽃療法, Flower Therapy)

- 향기요법(Flower Therapy)

- 소리요법(Sound Therapy)

- 원예요법(園藝療法, Horticulture Therapy)

- 반사요법(反射療法, Reflexolgy)

- 봉침요법(蜂針療法, Bee Venom Therapy)

- 접촉요법(接觸療法, Touch)

- 심령치료법(Psychic Healing)

동 · 서의학 접목형의 대체의학

- 동종요법(同種療法, Homeopathic Medicine)

- 식이요법(食餌療法, Diet Therapy)

- 절식요법(絶食療法, Fasting)

- 주스요법(Juice Therapy)

- 장요법(腸療法, Colon Therapy)

- 광선요법(光先療法, Light Therapy)

- 수치료(Hydrotherapy)

- 고열요법(高熱療法, Hyperthermia)

- 양자의학(陽子醫學, Quantum Medicine)

- 요료법(Urine Therapy)

대체의학은 다음과 같은 5가지의 특징이 있다고 말합니다.

첫째, 대체의학은 통합주의 의학입니다. 인간을 구성하는 육체적 구조, 에너지적 구조 및 마음 등의 세 가지를 따로따로 생각하지 않고 이 세 가지를 통합적으로 다루는 전인적 의학입니다.

둘째, 대체의학은 4차원적 의학입니다. 육체라는 3차원적인 존재 이외에 4차원 이상의 것을 다루는데, 이는 인간의 구성 요소인 에너지적 구조와 마음 등은 양자적 존재이고 4차원 이상의 존재이기 때문입니다.

셋째, 대체의학은 홀로그램 모델입니다. 대체의학은 전체 속에 부분이 들어 있고, 또한 부분 속에 전체가 들어 있다는 홀로그램 모델을 이용합니다.

넷째, 대체의학은 환자 중심의 의학입니다. 질병을 진단할 때 인간과 환경과의 관계를 중요시하고 또한 환자를 치료할 때 환자가 갖고 있는 고유의 자연치유력을 중요시하기 때문에 의학의 중심에 환자가 있다고 볼 수 있습니다.

다섯째, 대체의학은 마음을 중시하는 유기체 의학입니다. 마음의 존재를 인정하며 사람을 기계처럼 생각하지 않고 유기체로 생각합니다. 마음은 건강의 유지, 질병의 원인 및 치료에 매우 중요하게 작용한다고 볼 수 있습니다. 여기에서 "마음은 에너지(mind energy)다."라는 개념이 출현하였으며, 과학자들은 이를 실험적으로 연구하기도 하고 또한 마음을 양자 물리학적으로 해석하는 노력을 기울이게 됩니다.

양자 물리학은 우리가 실세계의 경험으로 이해할 수 없는 현상들을 다루기 위해 고안한 물리학이라고 할 수 있습니다. 만약 자연의 참모습이 우리가 보아서 아는 것과 다르다면, 또 수학을 이용해 표현한 자연의 모습이 우리가 아는 상식이나 직관과 다르다면 어떻게 그것을 설명할 수 있을 것인지를 설명하기 위한 학문입니다.

양자 물리학의 발전과 함께 미국의 연구자들은 이런 양자 물리학과 한의학의 음양(陰陽)의 원리가 매우 비슷하다는 사실을 발견하였습니다. 그리고 한의학의 음과 양은 양자 물리학의 입자와 파동과 대비시킬 수 있다고 생각하였습니다. 음양의 원리에 의하여 존재하는 모든 것은 음(입자)과 양(파동)이 동전의 앞면과 뒷면과의 관계처럼 존재한다고 생각하게 되었습니다.

따라서 분자는 눈에 보이는 입자(음)와 눈에 보이지 않는 파동(양)이라는 이중구조로 되어 있고, 마찬가지로 세포, 조직, 장기 및 육체 등도 눈에 보이는 입자(음)와 눈에 보이지 않는 파동(양)이라는 이중구조로 되어 있으며, 바이러스, 음식물 등의 모든 물질 또한 눈에 보이는 입자(음)와 눈에 보이지 않는 파동(양)이라는 구조로 되어 있다고 생각하게 되었습니다. 또한 사람의 마음 역시 입자(음)와 파동(양)이라는 구조로 보기 시작했습니다. 기존 주류 의학의 시각이나 세계관과는 다른 대체의학이 급부상하고 있다는 이야기입니다.

세계보건기구(WHO)의 추산에 따르면, 침술요법의 현황을 볼 때 현재 미국에만 침술사가 있으며, 그 중 거의 3분의 1에 육박하는 수가 박사학위 소지자라 합니다. 1993년 미국식품의약국(FDA)은 약 백만 명의 미국인들이 9~12회꼴로 침술사를 방문하며, 이 과정에서 거의 5억 달러에 이르는 비용을 쓰고 있다고 추산했습니다. **현재 세계적인 의학의 흐름으로 볼 때 대체의학은 이미 또 다른 의학의 한 분야로 발전했으며, 당당하게 동양의학, 서양의학과 함께 어깨를 나란히 하는 제3의 의학이라 불리고 있습니다.**

02 T·P·T 치료법은 유일한 의학이다

|||||||||| 　T·P·T 치료법을 현재 의학의 큰 세 가지 흐름으로 굳이 분류하자면 대체의학으로 볼 수 있습니다. 하지만 필자는 이런 분류 방식에 동의하지는 않습니다. 언어 속에는 오랜 시간 동안 사용해 오면서 우리의 삶을 구조화하며, 사유 양식 또한 그 속에 들어 있습니다. 조지 레이코프의 "코끼리는 생각하지 마."를 통해 언어는 사람의 감정과 인지구조와 독립적이지 않으며, 어떠한 단어나 용어는 '프레임'으로 인식되는 것이라는 이야기가 들어 있다는 것을 알 수 있습니다.

만약 T·P·T 치료법을 어떤 분류의 의학 속, 프레임에 넣는 순간 우리는 그 속에 담긴 진정한 무한의 가치와 신성성을 잃게 될 것입니다. 또한 T·P·T 치료법은 지금까지의 어떤 의학의 분류에도 속하지 않는 유일한 '새 것'의 의학입니다.

　T·P·T 치료법은 혼합(混合, mix)이 아닌 합성(合成, synthesis)의 성질을 가진 유일한 의학입니다. 그리고 그것은 리퍼비시(refurbish)가 아닌 브랜드 뉴(brand new)의 성질을 가진 유일한 의학입니다. 그것은 태초의, 그도 아

니면 우리가 인지하지 못하는 그 이전부터 존재하던 덧차원에서 이미 존재하고 있었을 지도 모르는 기호의 신성성과 동양의학과 서양의학의 세계관을 모두 포함하고 있는 진정한 퓨전(fusion) 의학입니다. 주를 이루는 의학의 세계관을 보완, 보충하기 위해 접목한 대체의학과는 구별되어야 할 것입니다.

T·P·T 치료법은 신성한 기호인 삼각형을 이용해서 환자의 통증 부위 또는 병의 원인이 되는 유발지를 빛으로 치료하는 방법입니다.

우리가 흔히 '병(病)'이라고 하는 이 말에는 '몸의 온갖'이라는 단어가 숨어 있습니다. 즉, 다시 말해 '두루두루 몸의 여러 곳이 아픈 것'을 병이라고 하는 것이지, '신체의 특정 부분이 아픈 것'을 병이라고 하지는 않습니다.

그렇다면 치료를 위해서는 병의 원인이 되는 모든 원인을 제거해야만 가능하다는 것입니다.

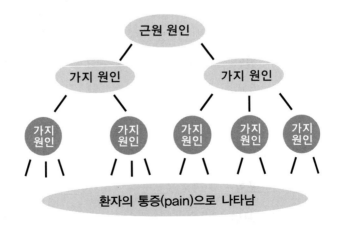

▲ 환자 통증의 원인 트리구조

T·P·T 치료법의 세계관에서 병의 원인은 다음과 같습니다. 그것은 트리구조(tree 構造, 나무구조) 원인이라 부릅니다. 예를 들어 가장 원인이 되는 최초의 1번 원인이 있다고 가정합니다.

이것을 '근원 원인' 이라고 부릅니다. 하지만 이 시기에 나타나는 환자의 통증 및 아픔을 우리는 '병' 이라고 부르지는 않습니다. 시간이 지남에 따라 이 근원 원인에서 또 다른 여러 개의 원인이라 부르는 병의 원인이 발생하게 됩니다. 이것을 '가지 원인' 이라고 부릅니다. 즉, 1번 원인에서 2, 3, 4번의 원인이 발생했다고 보는 것입니다. 그리고 2번 가지 원인에서는 또 다른 여러 개의 원인이라 부르는 5, 6, 7번 가지 원인이 발생하게 됩니다. 이러한 과정을 적어도 2~3번만 겪어도 최초의 근원에서 발생된 가지 원인은 수십, 수백 가지를 넘게 되는 것입니다. 우리는 이 상태를 '병' 이라고 부르게 되는 것입니다.

그렇다면 **치료는 그 수십, 수백 가지의 가지 원인을 모두 제거하고, 마지막 근원 원인을 제거해야 병을 치료했다고 볼 수 있습니다. 만약 근원 원인은 제거했지만, 남은 가지 원인을 제거하지 못하면 이것은 또 다른 가지 원인의 근원 원인이 되어버리고 맙니다. 이것이 T·P·T 치료법에서 이야기하는 '병(病)' 의 진단과 치료입니다.**

환자를 치료하기 전에 그들은 자신의 병에 대해 치료사에게 먼저 설명을 하고자 합니다. 그리고 그 설명이라는 것은 현재 자신이 느끼고 있는 병의 느낌까지 포함한 상세한 것입니다. 그리고 그 느낌의 표현이라는 것을 듣고 있다 보면 수십, 수백 가지의 단어들을 들을 수 있습니다.

"우리하다, 쑤신다, 결린다, 시큰거린다, 찌릿하다, 콕콕 찌른다, 쓰리다, 따끔거린다, 저린다, 뜨겁다, 화끈거린다, 타는 듯하다, 벌레가 기어가는 듯하다." 등등의 너무 많은 표현을 들을 수 있습니다. 특히나 어휘력에서 그 종류가 많은 우리나라의 경우는 더욱 더 그 표현에 있어서 광범위합니다.

이것을 수치화하기 위해 VAS(Visual Analogue Scale) 등의 통증 척도를 평가하는 도구들이 많이 개발되었지만 그것은 표현을 나타내는 데 많은 한계가 있습니다. 애초부터 통증의 표현을 수치화한다는 생각이 잘못된 것일 수도 있습니다. 왜냐하면 환자가 느끼고 말하는 수십, 수백 가지의 통증의 표현들은 그 환자가 가지고 있는, 병의 모든 원인인 근원 원인과 가지 원인이 나타내고 있는 진실한 표출이기 때문입니다.

그렇다면 하나하나의 각기 다른 표현에 따른 진단과 치료가 있어야 병은 나을 것입니다. 만약 그렇게 하나하나의 진단과 치료를 시행하기에 불가능하다고 생각된다면 적어도 병의 모든 원인을 한 덩어리로, 동시에 진단과 치료를 할 수 있어야 그나마 환자의 병을 치료한다고 할 수 있을 것입니다.

하지만 이런 점에서 기존의 의학은 병의 치료에 있어서 진단과 치료의 정확성과 효율성이 떨어진다고 볼 수도 있습니다. 기존의 의학은 근원 원인과 가지 원인을 따로 구분해서 진단하고, 치료를 진행해 나가며 발전해 왔습니다. 서양의학에서 최첨단의 진단 장비로 근원 원인을 찾아 그것을 제거하고 치료하는 사이, 가지 원인에서 근원 원인이 또 발생하게 되는 것이고, 동양의학에서 몸 전체의 에너지를 끌어올려 음양의 이치로 이 모든 근원 원인과 가지 원인을 제거하고 치료하기에는 너무 시간이 오래 걸리게 됩니다. 안타깝게도 환자의 병과 그 원인은 그 시간들을 기다려 주지 않습니다.

근원 원인과 가지 원인을 동시에 찾아 제거해 나가는 방법이 바로 T·P·T 치료법의 진단과 치료의 본질입니다. 그러기 위해서는 기존 의학의 세계관을 뛰어넘는 더 고차원적인 세계관이 필요할 것입니다. 기존 의학의 세계관이 확립되기 이전부터 만들어져 있던, 우리가 인지하기 이전부터 존재했었던 차원의 세계관이 바로 그것입니다.

T·P·T 치료법은 바로 그 고차원적인 세계관을 토대로 병의 모든 근원 원인과 가지 원인을 트리구조(tree 構造)와 역트리구조(inverse tree 構造)를 통해 병의 치료를 실행하는 새로운 의학입니다.

T·P·T 치료법은 병든 환자를 치료하는 것입니다.

최소한 치료사 자신이 보고, 듣고,

느끼는 것에 대해 확신과 자신감을

가지고 있어야 합니다.

chapter 03

T·P·T 치료법
"보고 듣고 느껴라"

01 T·P·T 치료법을 실행하는 사람은 누구나 '치료사'

IIIIIIII　　T·P·T 치료법을 본격적으로 시작하기 전에 치료사는 환자를 치료할 준비가 먼저 되어 있어야 합니다. 여기서 치료사라 함은 환자의 병을 치료하고자 하는 사람을 지칭합니다. **전문적인 의학을 공부하는 의료인이든 비의료인이든 환자의 병을 치료하고자 T·P·T 치료법을 실행하는 사람은 누구나 치료사입니다.**

여기서 말하는 준비라 함은 바로 보고(watching), 듣고(listening), 느끼는 (feeling) 것입니다. 이것은 누가 이론적으로 설명해 준다고 해서 되는 것은 결코 아닙니다. 이것은 바로 치료사의 경험을 바탕으로 준비해야 하는 것입니다. 만약 우리가 다른 나라로 여행을 다녀온다고 가정해 보겠습니다. 아무리 계획이 없는 사람이라도 그 나라의 인사말이나 정말 간단한 회화 정도는 준비하고 가지 않습니까?

하물며 어떤 새롭고 낯선 장소에 가더라도 미리 어느 정도의 준비는 하고 가는 것이 당연한데, T·P·T 치료법은 병든 환자를 치료하는 것입니다. 환자의 몸에 무턱대고 T·P·T 치료법을 시도하지는 마시길 부탁드립니다. 그것은 치료사로서 절대 하지 말아야 할 금기입니다. 최소한 치료사 자신이 보고, 듣고, 느끼는 것에 대해 확신과 자신감이 들지 않는다면 그것은 환자와 치료사 모두 괴로운 일이 될 것임이 분명하기 때문입니다. 치료사 스스로 자신을 반드시 평가한 후, 환자를 치료할 때는 당당하고 자신감 있게 실행하기를 바랍니다.

T·P·T 치료법에서 보는 것(watching)이란?

‖‖‖‖‖‖ **T·P·T 치료법에서 보는 것(watching)이란 환자에 대해서 시각적으로 끊임없이 관찰하는 것을 말하는 것입니다.** 여기서 말하는 관찰은 넓은 의미의 표현입니다. 그것은 기본적인 해부학적 지식을 바탕으로 마치 환자의 몸을 투시하듯이 볼 수 있어야 할 것입니다. 우리의 눈은 X-Ray나 MRI 등의 진단 장비와 달리 객관적이고, 정확하지 않습니다. 그것은 눈에 보이는 것이 모두 진실은 아닐 수 있다는 것인데, 이것을 착시(錯視, optical illusion)현상이라고 말합니다.

그것은 외계 사물의 객관적인 성질(크기 · 형태 · 빛깔 등의 성질)과 눈으로 본 성질 사이에 차이가 있는 경우의 시각을 가리킵니다. 이와 같은 차이는 항상 존재하는데 보통은 양자의 차이가 특히 큰 경우를 착시라고 합니다. 이런 착시현상은 누구나 경험할 수 있습니다. 다만 환자의 병을 치료하고자 하는 치료사라면 부단한 노력의 결과로 이런 착시현상을 해소할 수 있습니다. 사람의 시각, 청각, 후각, 미각, 촉각 등의 5가지 감각 중에 제1의 감각이 바로 시각이라고 할 만큼, 사람에 있어 시각이 차지하는 부분은 아주 큽니다.

환자를 끊임없이 관찰해야 하는 또 다른 이유는 환자의 몸은 해부학의 그림과 다르기 때문입니다. 우리는 많은 인체 해부학의 책을 통해서 사람에 대해 알 수 있습니다. 하지만 이것은 어디까지나 일반적인 사람의 도식일 뿐 실제 환자의 몸은 해부학의 그것과는 일치하는 부분이 거의 없습니다. 그것은 선천적으로 사람의 좌우는 비대칭이기 때문입니다. 일반적인 것과 후천적으로 그들이 생활하고 있는 환경 등의 요소가 많은 영향을 미칩니다.

그럼에도 치료사는 기본적인 해부학의 지식을 충분히 갖추고 준비해야 합니다. 사담(私談)으로 만 명의 각기 다른 환자의 몸을 관찰하면 눈에 투시력이 생긴다는 이야기와 함께 극히 작은 다름을 치료사가 발견할 수 있을 때 치료의 절반은 이미 되었다는 이야기를 전해 드립니다.

03 T·P·T 치료법에서 듣는 것(listening)이란?

|||||||||| **T·P·T 치료법에서 듣는 것(listening)이란, 환자가 전해주는 자신의 병에 대한 표현을 신뢰하고, 이를 잘 파악할 수 있는 것을 말합니다.** 그러기 위해서 치료사는 환자의 말에 귀를 기울여야 할 것입니다. 환자가 치료사에게 자신의 병에 대해 이야기를 한다는 것은 치료사에 대해 신뢰를 가지고 있다는 것이 전제가 되어야 가능합니다. 신뢰를 하지 않는 이에게 자신의 상태를 설명하는 환자는 극히 드뭅니다.

인간은 일반적으로 신체적 · 정신적으로 자신을 컨트롤 할 수 없을 때 가장 약해지고, 외로움을 느끼며, 다른 것에 의지하고자 합니다. 특히 병에 걸렸을 때는 이런 것이 가장 커지게 됩니다. 치료사는 환자가 표현하는 것을 100% 신뢰해야 할 것입니다. 그리고 진실한 마음을 가지고, 그들을 대해야 할 것입니다. 이런 환자와 치료사와의 신뢰 관계를 심리학 용어를 빌려 '라포르(rapport)' 라고 합니다. 이것은 "마음이 서로 통한다.", "무슨 일이라도 털어놓고 말할 수 있다.", "말한 것이 충분히 이해된다."고 느껴지는 관계를 말합니다.

이것은 단순한 언어에 의한 의사소통을 넘어서 상호간의 개별적 세계에 접촉하는 것이 중요합니다. 환자와 치료사 사이의 라포르 형성은 병의 치료에 있어서 그 어떤 치료법보다 더 큰 효과를 발휘할 때도 있습니다. 하지만 실제로 병원에서 환자를 대함에 있어서 라포르 형성은 매우 어려울 때가 많습니다.

라포르 형성의 첫 단계는 바로 환자와의 대화 속에서 이루어짐을 기억하시길 바랍니다. 또한 환자가 표현하는 어휘의 다양함을 잘 파악해야 합니다. 우리나라는 특히 어휘의 다양함이 강합니다. 영어로 표현되는 yellow를 '노랗다, 노르스름하다, 누렇다, 누르스름하다, 샛노랗다, 샛누렇다' 등으로 표현할 수 있습니다. 하지만 위의 단어들의 색을 상상해 보면 제각기 조금씩은 다르다는 것을 알 수 있습니다. 환자가 알려주는 통증의 표현에 있어서도 '화끈거린다', '뜨겁다', '후끈거린다', '타는 듯하다' 등과 같이 어휘의 다양함을 치료사는 알고, 이를 신뢰해야 합니다. 각각 다른 표현을 같은 것으로 치료사 스스로가 판단해서는 안 될 것입니다.

T·P·T 치료법에서는 이 모든 다른 표현마다 다른 원인이 있다고 진단을 하고 치료를 하게 됩니다. 예를 들어 환자가 T.P.T 치료 전에는 "타는 듯한 통증이 있다."라고 표현했는데 치료 후에는 "타는 듯한 통증은 없어졌는데 후끈거리는 통증이 있다."라고 표현했다고 가정해 보겠습니다. 이 경우에 치료사는 이 환자가 치료가 되었다고 판단을 할 수 있겠습니까? 치료의 의미에서 타는 듯한 통증의 원인은 제거가 되었지만 후끈거리는 통증의 원인은 제거되지 않았다고 판단하는 것이 정확할 것

입니다.

　무지개의 색을 일곱 개라고 보는 이와 무한 개수라고 보는 이는 분명 다릅니다. 적어도 환자를 대하는 치료사라고 한다면 무지개 색이 일곱 개라고 단정하는 일은 없어야 하겠습니다.

04 T·P·T 치료법에서
느끼는 것(feeling)이란?

|||||||||| **T·P·T 치료법에서 느끼는 것(feeling)이란, 가장 경험적인 노력이 많이 필요한 것입니다. 이것은 치료사의 손끝에서 느끼는 환자 몸의 감각을 말합니다.** 우리의 눈에 환자의 몸을 투시할 수 있는 능력이 있으면 이와 같은 감각 느끼기를 노력할 필요조차 없겠지만, 알다시피 우리는 치료사의 손끝에 의지해서 환자의 뼈, 근육, 인대 등을 찾아야 합니다.

이것이 몇 번째 경추인지, 흉추인지, 요추인지를 구분할 수 있고, 근육과 인대를 구분할 수 있는 숙련된 감각을 통해서만 정확한 치료를 할 수 있습니다.

물론 이러한 감각은 꾸준한 연습을 통해서 충분히 후천적으로 습득될 수 있지만, 사실 이 감각을 익히는 데는 시간적으로 가장 오래 걸리며, 명확한 방향을 제시해 줄 수 없는 부분이기도 합니다.

사람마다 느끼는 감각의 느낌이 너무나도 다르며, 촉각은 시각과는 달리 사유(思惟)의 과정을 거쳐야 하기 때문입니다. 더군다나 그것이 우리가 평소 접하지 못한 것이라면 이런 사유의 과정은 더욱 더 어려워짐니다. 즉, 촉각을 느끼는 순간 우리는 경험으로 저장해놓은 여러 가지 데이터를 비교해서 가장 일치하거나 가장 적합한 것을 찾아내야 합니다. 이러한 과정을 절대적으로 필요로 하는 것이 치료사의 감각이며, 만약 그것이 기존의 데이터로도 알지 못하는 전혀 새로운 것이라고 한다면 그 어려움은 배가됩니다.

환자의 몸은 제각각 틀리며, 더군다나 뼈를 촉지하기 위해서는 피부라는 두꺼운 조직층을 포함해서 느껴야 하는데 이 피부라는 것도 환자마다 두께와 느낌이 다릅니다. 얇고 부드러운 피부는 뼈를 촉지하기 위해 좋은 조건이 되겠지만, 두껍고 거친 피부는 뼈를 촉지하는 데 있어 어렵습니다. 이런 어려움을 최소화하기 위해 많은 치료사들은 뼈에 있어서 랜드마크(landmark)를 지정해서 촉지를 하는 데 사용하고 있습니다.

하지만 이 역시 **환자들의 척추의 모양과 정렬을 살펴보면 우리가 해부학을 통해서 미리 접할 수 있는 척추의 모습이 아닙니다. 사람의 지문이 그 사람이 누구인지를 알려주는 개인성을 가지듯이 척추의 모양과 정렬 역시 개인성을 가지고 있습니다.** 척추의 만곡이 개인마다 다를 것이고, 척추 뼈의 크기와 상하좌우 간격 역시 개인마다 제각각입니다. 그렇기 때문에 이것을 일반화 하고, 동일한 랜드마크를 정해서 촉지를 한다는 것은 유효하지가 않습니다. 그리하여 T·P·T 치료법에서는 이러한 개인성을 최소화한 특정자세를 고안했습니다. 척추 촉지를 위한 환자의 T·P·T 치료법 기본자세는 다음과 같습니다.

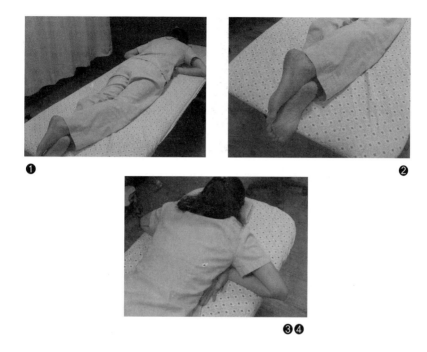

1. 환자는 긴장하지 않고 편안한 상태에서 침대에 엎드리고, 이마를 침대에 붙입니다.
2. 환자의 두 다리는 곧게 편 상태에서 발목을 교차시킵니다. 이때 환자의 아픈 부위가 왼쪽이라면 왼쪽 발목이 오른쪽 발목 위에 오도록 교차를 시키고, 환자의 아픈 부위가 오른쪽이라면 오른쪽 발목이 왼쪽 발목 위에 오도록 교차를 시킵니다.
3. 환자의 양팔을 어깨선과 평행하게 되도록 들어 올립니다.
4. 환자의 양 손등이 몸통에 붙도록 주관절을 구부리고, 손목을 안쪽으로 내회전시킵니다.

　환자의 상태에 따라서 이 자세를 취하기 힘들 수도 있습니다. 하지만 이 자세는 척추의 정렬을 바로잡고, 척추 촉지 및 치료법 적용을 위한 기본자세입니다. 가급적이면 이 자세를 유지한 채 척추 촉지 및 치료를 실시하기를 미리 말씀드립니다. 하는 요령은 다음과 같습니다.

- 기본자세를 기준으로 환자의 양쪽 어깨라인을 따라 임의의 수평선을 긋고, 그 수평선을 지나는 척추 극돌기(SP: spinous process)가 C7(7번 경추) 또는 T1(1번 흉추)입니다.

- 여기서 유의해야 할 것은 C7은 T1과 서로 관절을 하고 있기에 그 크기나 생김새가 경추보다는 흉추에 가깝게 생겼습니다. 따라서 이 둘을 구분하는 것은 손끝의 느낌으로 촉지하여, 극돌기의 두께를 가늠해 보아야 합니다.

- T1은 척추 구조상 늑골 1번과 관절을 하기 때문에 C7보다는 척추 자체가 크고, 극돌기가 두껍습니다. 목을 신전(extension: 머리를 뒤로 젖혀서 정면을 바라보는 동작)시키면 C7의 극돌기는 움직임에 의해서 촉지의 느낌이 사라지지만 T1의 극돌기는 그대로 촉지됩니다. 하지만 만성적인 환자의 경우는 C7과 T1 사이 간격이 좁아져서 촉지 시 구분하기가 어렵습니다. 따라서 세밀한 손끝의 촉지와 극돌기 두께를 통해서 구분하기 바랍니다.

- 기본자세를 기준으로 환자의 견갑골(일명 날개뼈)을 촉지해 봅니다. 환자의 등 부분에서 삼각형 견갑골의 하각을 찾습니다. 환자의 상태에 따라 이 하각은 몸의 외측에서 촉지할 수도 있으니 견갑골을 아래 방향으로 만지면서 마치 삼각형의 꼭짓점 같이 느껴지는 뾰족한 부분을 찾습니다.

- 그리고 환자의 등에서 견갑골의 좌, 우 하각이 같은 높이에 위치해 있는지 확인합니다. 만약 환자의 좌, 우 하각의 높이가 같지 않다면 치료사는 환자의 천골(sacrum)을 가볍게 누르면서 좌, 우로 15회 정도 반복해서 흔들어 줍니다.
이제 환자의 좌, 우 하각의 높이가 같다면 마찬가지로 임의의 수평선을 긋고, 그 수평선을 지나는 척추 극돌기가 T6(6번 흉추)입니다.

- 기본자세를 기준으로 환자의 허리부분을 따라 촉지해 봅니다. 환자의 엉덩이 윗부분에서 양쪽 골반의 장골능을 찾습니다.

- 장골능은 골반의 가장 윗부분에 위치하며, 환자의 등 아랫부분에서 엉덩이 쪽으로 치료사의 양 손끝을 가볍게 쓸어내리면서 촉지해 보면 허리선 근처에서 찾을 수 있습니다.

- 양쪽 장골능에 임의의 수평선을 긋고, 그 수평선이 지나는 부분을 가볍게 손가락으로 눌러봅니다. 척추 극돌기가 만져지지 않고, 움푹 들어가는 느낌이 확인될 것입니다.

- 이 수평선이 지나는 곳은 L3(3번 요추)과 L4(4번 요추) 극돌기 사이입니다. 이 수평선을 기준으로 해서 위쪽을 만져보면 돌출된 L3의 극돌기가 촉지되고, 아래쪽을 만져보면 돌출된 L4의 극돌기를 촉지할 수 있습니다.

- 마지막으로 기본자세를 기준으로 환자의 배꼽이 위치한 부분은 L2(2번 요추), 엉덩이 사이의 골이 시작하는 부분은 SA4(4번과 5번 천추 분절 융합부분)의 랜드마크입니다.

- 여기서 주의해야 할 점은 천골(sacrum)의 촉지 및 표기에 대한 것입니다. 5개의 천추 분절은 성인이 되면서 융합되어 1개의 큰 천골로 볼 수 있는데, 사실상 이것을 구분하기는 매우 어렵습니다.

- 따라서 T·P·T 치료법에서는 1번과 2번 천추 분절의 융합부분을 SA1, 2번과 3번 천추 분절의 융합부분을 SA2, 3번과 4번 천추 분절의 융합부분을 SA3, 4번과 5번 천추 분절의 융합부분을 SA4로 따로 구분하며, 위와 같이 표기하겠습니다.

- 위와 같은 표기법은 이후에 서술할 T·P·T 치료법 중 레이저빔을 적용하는 척추 극돌기 표시에도 동일하게 적용하겠습니다.

- 치료사는 위의 기본자세와 랜드마크를 이용해서 환자의 척추를 촉지할 수 있습니다. 물론 위의 기본자세를 취한다 하더라도 환자의 상태를 적철히 고려하여 척추의 촉지를 해야 할 것입니다.

- 치료사가 앞에서 얘기한 보고(watching), 듣고(listening), 느낌(feeling)의 준비가 되었다면 이제 T·P·T 치료를 위한 가장 기본적인 첫 단계는 끝났습니다.

- 마지막으로 하고자 하는 이야기는 이제 치료사 자신이 생각하고 느껴지는 오감을 백 퍼센트 신뢰해야 할 것입니다.

세상에 완벽한 사람은 없습니다. 치료사 자신이 그동안 노력하며 준비한 경험들만이 그를 완벽에 가깝게 만들어 줄 것입니다. 환자 앞에서 절대 당황하지 않기를 바랍니다. 환자 앞에서 절대 자신감 없는 모습을 보여주지 않기를 바랍니다. 비록 다른 이가 본인이 생각하고 느낀 오감이 틀렸다고 하더라도, **환자를 치료하는 그 순간만큼은 자신의 오감을 그대로 믿고, 당당하고 자신 있게 환자를 대하기를 바랍니다.** 그것은 치료사를 믿고 기꺼이 자신의 몸을 치료하게끔 허락해준 환자에 대한 최소한의 예의이자, 그것의 감사함에 대한 치료사의 기본 마음가짐이기 때문입니다.

chapter 04

T·P·T 치료법
통증에 대한
새로운 생각을
제시하다

01 통증이 뭐기에?

|||||||||| 　　통증의 사전적 의미를 살펴보면 실제적이거나 잠재적인 조직 손상과 관련되거나 또는 그러한 손상으로 기술된 불쾌한 감각이라고 합니다. 통각수용기와 신경섬유로 구성된 구심성 신경로를 통하여 대뇌피질과 가장자리 계통영역과 맞닿은 부위를 자극함으로써 일어나는 통각 및 감각장애를 말합니다. 이는 **신체를 보호하기 위한 방어수단으로서 신체의 안이나 밖에서 일어나는 이상을 전달하는 경고반응**이라고 할 수 있습니다.

　　원인은 크게 체성조직 또는 내장조직의 손상이나 염증으로 인한 지각적인 경우, 신경손상 후 생기는 신경병증성인 경우로 나눌 수 있습니다. 지각적인 경우 통증으로는 피부통각, 내장통, 체성통, 지각적 신경통, 신경근연관통, 체성연관통 등을 들 수 있습니다. 신경병증성인 경우에는 말초신경 또는 중추신경의 기능 이상으로 인한 통증이 있습니다.

　　또한 국제통증연구협회의 통증 정의에는 감정에 대한 부분이 추가되어 있는데, 이에 따르면 "통증이란 조직 손상이나 조직 손상 위험, 또는 조직 손상을 뜻하는 말과 관련된 불쾌한 감각 및 감정경험"이라 말합니다. 여기서 중요한 것은 통증이 순수한 감각이 아니라 감각에 감정이 더해진 경험이라는 것입니다.

원래 통증(pain)이라는 말은 라틴어로 푀나(Phoena)라고 하는 말에서 유래되었다고 합니다. 이것은 처벌(punishment)이라는 뜻이었다고 하는데, 고대에서 통증이란 악령이 몸에 들어와 생기는 것으로 생각했다고 합니다. 그리하여 고대의 치료는 기도나 믿음으로 해야 한다는 주술적인 의미가 강하게 보이는 것은 이러한 자연스러운 세계관 때문이었습니다.

고대 이집트나 인도에서는 심장을 감각의 중심으로 생각하여 뇌가 아니라 심장으로 전달된다고 생각했습니다. 이는 심장에 생각이나 영혼이 있다는 관점을 엿볼 수 있습니다. 하지만 과학의 발전으로 인해 고대 그리스 시대에 이르러서 뇌가 감각과 생각의 중심이라는 인식으로 바뀌기 시작했습니다. 그리고 요즘 사람들은 대부분 통증이 신경을 따라 곧 뇌로 전달되어 느끼는 것이라고 알고 있습니다. 즉, 통증 신호가 신경을 통해 뇌로 전달되어 통증을 느끼게 된다는 과정을 상식적으로 여기고 있습니다.

이러한 **통증은 사람이라면 누구에게나 나타나는 증상이며, 누구나 피하고 싶어하는 감각입니다. 아프다는 것은 곧 조직이 손상되고 있음을 알리는 신호라 할 수 있습니다.** 감각, 사고, 행동의 발달은 뇌의 신경세포 네트워크 생성과 나란히 일어나는데, 200억 개가 넘는 신경세포가 신경세포 표면의 작은 접촉 부위인 시냅스로 결합함으로써 이루어집니다.

신경세포들은 시냅스를 통해서 자신이 속하는 신경세포 네트워크가 활성화될 때 신경전달물질을 교환하며, 이 신경세포 네트워크에는 심리적, 정신적 활동의 지각유형이나 행동유형이 저장되어 있다고 합니다. 만약 이런 신경세포 네트워크의 문제로 인해, 선천적으로 통증을 느끼는 감각 능력을 갖지 않고 태어난 사람은 거의 서른 살을 넘기지 못하고 죽고 마는 경우를 볼 때, 이는 우리 몸에서 알려주는 통증이라는 신호가 얼마나 중요한 것인지를 알 수 있습니다.

예를 들어 척수 공동증(syringomyelia)을 가지고 있는 환자의 경우 손가락이 불에 타고 있어도 그 아픔을 거의 느끼지 못한다고 합니다. 척수 공동증은 척수 내부에 공동(공간)이 형성되어 점차 확장함으로써 척수 신경을 손상시키는 질환입니다. 척수 내 공동은 척수의 중심관이 확장되어 생기거나 척수 실질 내에 발생할 수도 있습니다. 이렇게 발생한 공동에 의해 척수 신경이 손상되면 주로 통증, 운동장애, 등과 어깨 부위가 뻣뻣해지는 증상 등을 일으킵니다. 특히 손 부위에 잘 발생합니다. 이때 해당 부위의 가벼운 접촉 감각과 고유의 운동 감각은 보존되지만 통각과 온도 감각의 소실이 유발될 수 있습니다.

이 경우처럼 심각한 선천성 감각 신경병증은 매우 드물지만, 더 흔한 다른 질환들도 유사한 감각 소실을 유발할 수 있습니다. 한센병(Hansen's disease)은 환자들의 통증 감각을 소실시켜 환자의 코, 입술, 손, 발이 반복되는 외상에 말 그대로 닳아 없어지게 합니다. 이 한센병은 결핵을 일으키는 세균과 같은 종류의 세균인 미코박테륨에 의해 발생합니다. 말초신경으로 침투하여 시간이 지날수록 점차 신경을 파괴합니다.

이처럼 통증은 생존에 절대적으로 필요한 수단이며, 위험을 경고하는 신호입니다. 통증은 신체에 경종을 울림으로써 위험으로부터 우리 몸을 보호하는 장치이자, 경보기 역할을 하고 있습니다. 그리고 앞서 이야기 했듯이 통증은 심장이 아니라 뇌가 인식하는 것이라고 했습니다. 이는 곧 뇌와 같은 고도로 발달된 신경조직이 있어야만 통증을 느낄 수 있다는 말이며, 통증은 고도로 발달된 뇌를 갖게 된 생명체가 반드시 지불해야 하는 대가인 것입니다.

통증은 특정 자극이 주어질 때, 그 자극이 신경을 통해 뇌로 전달됨으로써 아픔을 느끼게 됩니다. 하지만 **통증은 한 개인을 넘어서 다른 개인에게 직접 전달될 수는 없습니다. 모든 사람들이 겪는 통증은 사실 모두 개개인의 개별적인 경험이며, 통증의 아픈 정도는 직접 겪는 당사자가 아니면 이를 정확하게 알 수 있는 방법은 없습니다. 즉, 통증은 객관적이 아닌 지극히 주관적 증상이기 때문입니다.**

02 느끼는 통증 & 표현하는 통증

IIIIIIIIII　　대한통증연구학회 이사이자 신경외과 전문의인 이경석 박사의 〈통증의 이해〉에서는 이와 같은 통증의 주관적인 특징에 대해서 복잡한 복합증상(complicated symptom complex)과 이중현상(dual phenomenon)을 고려해야 한다고 말합니다.

통증은 주관적 증상이기 때문에 당사자가 아니면 어느 누구도 직접 느낄 수는 없지만 모든 사람이 바늘로 찌르는 아픔과 살을 에는 아픔, 쥐어짜는 아픔, 아플 때 어떤 느낌이나 기분이 되는지는 대략적으로 알 수 있습니다.

이렇게 우리가 느끼거나 아는 통증은 모두 어떤 형식으로든 표현된 통증이며, 이렇게 표현된 통증은 자극의 수용과 이에 대한 표현이 서로 독립되어 있는 이중현상을 가지고 있다고 합니다. 예를 들면 심한 자극에도 표현은 작은 경우가 있는가 하면, 작은 자극에도 심한 표현이 있을 수 있다는 것입니다. 즉, 자극의 크기와 표현의 크기를 함께 살펴보아야 하는데, 이는 환자가 실제로 느끼는 통증과 표현하는 통증은 다를 수 있기 때문입니다.

그래서 실제 표현하는 통증은 환자의 성격, 성장 과정과 경험, 기분, 주변 상황, 어휘력, 표현력, 그리고 사회나 문화적 요인까지도 통증을 표현하는 방법에 영향을 준다고 말합니다. 그래서 의사가 듣는 환자의 통증 표현은 곧바로 신체 구조의 이상을 나타내는 것이 아니라, 환자의 감각 신경을 통해 들어온 자극을 환자가 느끼고, 여기에 자신의 감정과 경험, 그리고 그 밖의 여러 요인들에 의해 결정된 방법을 통해 변형되고 꾸며져서 표현되는 것입니다.

이러한 이유로 통증은 객관적 측정이 어려운 주관적 증상으로 간주되며, 이를 복잡한 복합증상이라고 할 수 있습니다. 독일의 정신과 전문의인 요하임 바우어의 〈몸의 기억〉에 의하면 신경세포 네트워크와는 별개로 우리의 느낌과 생각은 자신만의 영역과 세계를 가지는데, 정신(마음)은 신경생물학적 체계가 받아들이는 세계와는 전혀 다른 세계를 바라본다고 할 수 있습니다. 개인의 정신세계에서 형성되는 체험과 행동의 유형은 고유한 세계에 속하기 때문에 단지 일부만 신경생물학적 개념으로 설명될 수 있습니다.

신경생물학적 방법으로 사람이 느끼는 것을 절대적으로 표현할 수는 없습니다. 사람이 느끼는 것은 다른 사람의 공감으로만 표현되는데, 정신적 유형은 신경생물학적 구조와 관계가 있지만 우리는 그것을 신경세포 네트워크의 모양이 아니라 오직 우리의 주관적 지각으로만 나타낼 수 있습니다.

신경외과 전문의인 프랭크 T. 버토식 주니어의 저서 〈사로잡힌 몸, 통중의 자연사〉에 의하면 통증을 제어하는 전략 중의 하나는 통증에 대한 인식(마음)을 바꾸는 것입니다. 이것은 아직까지도 가장 심오한 수수께끼로 남아 있습니다. 인간의 마음은 현대의 통증 관리에서 가장 중요하면서도 가장 해명되지 않은 영역이기 때문입니다.

통증에 대한 인간의 인식은 놀라울 정도로 달라질 수 있습니다. 어떤 사람은 단지 팔에 타박상이 난 것만으로도 극심한 통증에 몸부림치는 반면, 어떤 사람은 기계에 팔을 잘리고도 침착하게 전화를 걸기도 합니다. 이 사람의 체내에는 타박상으로 다친 사람에 비해 특별히 많은 양의 엔도르핀이 분비되는 것인지, 아니면 그저 심리적인 인식의 방법 차이인지, 호르몬 요소와 심리적 요소가 함께 작용한 것인지, 이것을 과학적으로 밝혀내기에는 너무 어려운 이야기입니다.

이런 이유에서 많은 의학자들은 환자들의 통증을 덜어주기 위해 걱정할 필요 없이, 그저 통증과 함께 사는 법을 가르치거나 인간의 마음과 육체적 통증 사이의 미묘한 결합 관계를 해독하기 위해 지금도 고민을 하고 있습니다.

우리는 다른 사람들이 느끼는 통증을 볼 수도, 느낄 수도, 냄새를 맡을 수도, 만질 수도 없습니다. 자신의 통증은 느낄 수 있지만 타인의 통증은 우리의 감각 너머에 있기 때문입니다. 고대 그리스의 철학자 플라톤은 이런 우리가 살고 있는 물리적 세계를 묘사하기 위해 동굴의 비유를 들었는데, 그는 동굴 안쪽에서 막힌 벽만을 바라보며 앉아 있는 사람들을 상상해 보라고 했습니다. 그들의 몸은 사슬에 묶여서 뒤를 돌아볼 수 없고, 뒤쪽에는 활활 타오르는 불꽃이 있습니다. 사람들은 오직 동굴 안쪽의 벽만을 볼 수 있기 때문에 등 뒤로 사슴이 지나가더라도 불빛에 비친 사슴의 그림자만 볼 수 있습니다. 그들은 사슴의 그림자를 실제인 것으로 착각하지만 직접 살아 숨 쉬는 사슴을 보지 않으면 사슴의 털 색깔이 무엇인지 절대 말할 수 없습니다. 사람들은 제한된 인식 범위 때문에 실제 사슴이 아니라 사슴과 유사한 어떤 것밖에 알지 못하는 것입니다.

플라톤의 이론에서 그림자는 뭔가를 보여주지만 모든 것을 보여주지는 않습니다. 광원의 위치에 따라 생쥐 한 마리가 코끼리만 한 그림자를 보여줄 수는 있겠지만, 그렇다고 생쥐가 코끼리는 아닌 것처럼 말입니다.

우리가 다른 환자의 통증을 평가하는 것도 이러한 그림자를 통해서 아는 것처럼 명확하게 알 수는 없습니다. 통증 환자를 평가할 때에는 세 가지 핵심 사항이 있습니다. 첫째는 환자의 몸에 생긴 질병이나 손상의 범위와 정도를 평가하고, 둘째는 몸에 생긴 문제로 인해 환자가 얼마나 고통을 받는지 그 질병의 크기를 가늠해 보고, 마지막으로 환자의 행동이 몸에 생긴 병과 견주어 볼 때 서로 상응하는지를 평가해야 합니다.

주관적인 통증을 객관화한다는 것은 아주 어려운 일일 것입니다. 하지만 환자의 통증 성질을 제대로 파악하기 위해서는 통증의 부위, 강도, 질, 경과 등을 자세히 살펴보아야 하기에 의학에서는 여러 평가 도구들이 개발되었고 이를 이용해서 통증 평가에 이용하고 있습니다.

▶ **시각상사척도**(visual analogue scale: VAS)는 줄을 긋고 줄 왼쪽 끝을 통증 없음, 줄 오른쪽 끝을 가장 심한 통증이라고 할 때 현재의 통증 정도

를 줄 위에 표시하는 방법입니다. 그리고 ▶ **수치척도**(numerical rating scale)는 전혀 아프지 않을 때 0점, 상상할 수 있는 최대의 통증을 10점이라고 할 때 현재의 통증은 몇 점 정도가 될지 기록하는 방법입니다. 시각상사척도와 수치척도는 혼합해서 쓸 수 있을 정도로 간단하며 쉬운 통증 진단 도구로 알려져 있습니다.

▶ **얼굴통증척도**(face pain scale)는 통증을 표현한 7~10개 정도의 얼굴 모습을 보여주고 현재 자신의 통증과 가까운 얼굴을 선택하는 진단 도구입니다. 특히 이 도구는 소아나 의사소통이 어려운 환자를 위해 쓸 수 있다는 장점이 있습니다.

▲ 시각상사척도(visual analogue scale : VAS)

▲ 얼굴통증척도(face pain scale)

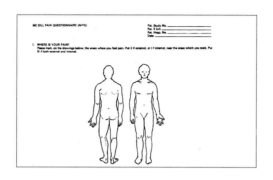

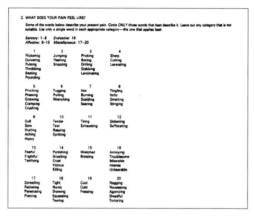

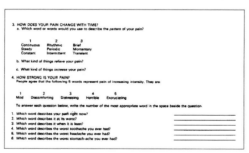

▲ 맥길 통증 설문(McGill pian questionnaire)

▶ **맥길 통증 설문**은 자가 보고식 설문지로 20개 군 78개의 통증과 관련

된 단어로 구성되어 있습니다. 맥길 통증 설문은 통증의 감각적, 정서

적, 평가적 영역을 반영하는 총괄적인 통증 평가방법이지만, 시간을 많이 소모하므로 일반적으로는 연구 상황에서만 사용됩니다. 설문지에 통증 부위를 그림으로 그리고, 수많은 단어들 중에서 환자가 느끼는 통증을 가장 잘 표현한 단어를 고르고, 통증의 강도를 수치로 표현하여 통증의 정도를 간편하게 평가하기 위한 방법입니다.

현재의 통증 강도를 일정한 간격마다 측정하여 비교함으로써 환자가 나아졌거나 그렇지 않은지를 평가할 수 있습니다. 세계적으로 15개 이상의 언어로 번역되어 있고, 우리나라 말로 번역이 되어 있지만 실제로 환자가 이해하고 작성하는 데는 어려움이 많이 있습니다.

▶ **간편 통증 목록**(brief pain inventory: BPI)은 자가 보고식으로 통증의 병력, 강도, 위치와 질에 대한 정보를 조사하는 방법입니다. 통증 부위를 표시하는 몸 지도와 지난 1주일 동안 겪은 통증을 주로 수치로 평가하도록 구성되어 있습니다.

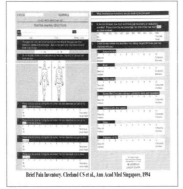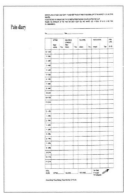

▲ 간편 통증 목록(brief pain inventory : BPI)

그 밖의 통증 진단 도구로는 환자 스스로 일기를 쓰듯 매일 매일 통증의 정도를 0~10의 숫자로 표시하면서 기록하는 ▶ **통증 일기**(pain diary)와 통증 등급, 언어통증 등급, 완화 등급, 기분 등급의 4장으로 구성되어 이를 손쉽게 표시할 수 있는 ▶ **메모리얼 통증 평가 카드**(memorial pain assessment card) 등이 있습니다.

이와 같은 통증 진단 도구를 사용해서 우리는 환자가 현재 느끼는 주관적인 통증 정도를 객관화시켜서 치료 방향 설정과 재평가 설정 시에 유용하게 쓸 수 있습니다.

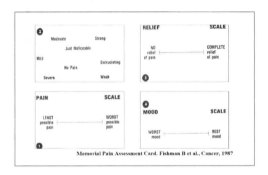

▲ 메모리얼 통증 평가 카드(memorial pain assessment card)

03 통증과 내 마음

ⅠⅠⅠⅠⅠⅠⅠⅠ　　오랜 시간 동안 많은 의학자들은 통증의 원인으로 뇌와 관련된 신경학적인 접근 또는 마음과 관련된 정신학적인 접근을 통해 그것을 밝혀내려 했습니다. 그 중 신경학적인 접근은 의학의 과학이 발전됨과 함께 다각적인 고찰이 이루어지고 있으며, 통증의 원인과 관련해서는 자세한 설명이 가능해졌습니다.

하지만 통증의 원인과 관련된 정신적인 접근이나 눈에 보이지 않는 것에 대한 과학적인 접근은 힘들었습니다. 이는 '마음' 이라는 것은 일반적으로 ' 정신' 이라는 말과 같은 뜻으로 쓰이기는 하지만 엄밀하게 말해서 훨씬 더 개인적이고 주관적인 뜻으로 쓰이는 일이 많고, 그 의미도 애매하기 때문입니다. 그렇기 때문에 통증의 원인 및 치료에 대해서는 그 동안 주로 마음 다스림과 같은 환자 스스로의 노력이 그 어느 것 못지않게 중요한 것으로 여겨졌습니다.

하지만 최근에 이와 같은 비과학적인 마음에 대한 과학적인 접근을 보여주는 재미있는 연구 결과가 있습니다. 미국 프린스턴 대학의 공대 교수인 로버트 쟌(Robert G Jahn)과 심리학 교수인 브랜다 듄(Brenda

Dunne)은 전자 난수 발생기(Random number generator, RNG)를 사용하여 사람의 마음이 전자에 미치는 영향을 대대적으로 연구하였습니다. 즉, 마음의 의지대로 전자의 '0'이 뛰어나오거나 혹은 전자의 '1'이 뛰어나오게 할 수 있는지 1970년대부터 1996년까지 1262건에 달하는 방대한 실험을 통해 인간의 마음이 전자(물질)에 작용한다는 것은 명확한 사실이라고 하였습니다. 그래서 사람의 마음은 아주 미세한 입자로 되어 있어 물리적 입자와 동일하기 때문에 그것이 입자의 상태에서는 일정한 공간을 차지하고 있지만 파동(wave)의 상태에서는 시공간을 초월하여 이동할 수 있다고 하였습니다.

이 연구 결과를 통해 우리는 단지 마음이라는 것을 과학적으로 어느 정도 입증했다는 것뿐만 아니라 한 걸음 더 나아가 의학의 자기반성의 계기로 삼아야 할 것입니다. 그것은 우리가 그동안 통증의 한 원인으로 손꼽았던 정신적인 측면에서의 반성입니다. **그동안 치료되지 않던 만성 통증의 원인이 환자의 인식에 있으니, 이를 위해서는 환자 스스로가 인식을 고쳐야 한다는 정신적 면에서의 의학의 변명을 더 이상은 떳떳하게 해서는 안 될 것입니다. 그리고 통증에 대한 원인을 기존의 생각과 관점에서 벗어나, 새로운 생각과 관점에서 재해석해야 할 것입니다.**

04 T·P·T 치료법에서 통증은 외부와 통함이다

||||||||| 통증에 대한 T·P·T 치료법을 이야기하기 전에 한 권의 책 이야기를 먼저 하고자 합니다. 〈응용근신경학(Applied Kinesiology)〉이란 책은 1964년 Dr. George J Goodheart, Jr.에 의해 쓰여졌는데, 이 책에서 Goodheart 박사는 인간의 통증에 대해서 이렇게 이야기 했습니다.

"주어진 정보 패턴의 간섭성(coherency)이 부족할 때 유기체는 통증 혹은 자각(awareness)을 경험한다."고 했습니다. 이에 대해 그는 다음과 같은 것을 제안하였습니다.

"인체의 모든 부분들과 연관된 뇌에서 완전한 홀로그램 영상이 있다. 만일 국소적인 홀로그램 영상들이 외상이나 다른 이유 때문에 서로 잘 부합(match)되지 않으면 통증 혹은 자각이 생긴다."라고 통증의 발생에 대한 새로운 이론을 제시하였습니다.

이 당시에는 통증에 대한 기존 주류 의학들과의 접근과는 전혀 다른 이 문장의 의미를 무엇이라 설명할 수는 없었습니다. 그러한 단어들은 의학보다는 공학이나 물리학에 더 어울린다고 생각했기 때문이었습니다. 그런데 이제 와서 이 문장을 이 책에서 다시 언급하는 이유는 이것을 T·P·T 치료법적으로 재해석하고, 조합하고, 적용하기 위함입니다.

T·P·T 치료법에서 통증은 몸 안에서 유기적으로 조절되며, 서로 동일하게 소통하던 홀로그램 정보의 파동들이 어떤 원인에 의해 외부와 통(通)하게 되었을 때 나타나는 것으로 봅니다. 인체의 모든 조직단위, 세포단위들의 개체들은 체계적으로 서로의 정보를 공유하며, 이를 동일하게 조정하고 있습니다.

프랑스의 생리학자 클라우드 버나드(Claude Bernard)는 외부환경이 변하더라도 인체의 내부환경은 변화가 일어나지 않는다는 사실을 발견했으며, 그 후 미국의 생리학자 월터 캐넌(Walter B. Cannon)은 항상성이라는 용어를 만들었고 '생물체 내부 환경을 변화시키지 않거나 일정하게 유지하는 것'으로 정의하였습니다.

T·P·T 치료법에서 인체는 파동으로 이루어져 있으며, 이러한 파동은 인체 내에서 서로 소통하면서 동일하게 유지되고 있습니다. 이런 동일한 파동이 만약 외부의 다른 파동과 만나면 어떻게 될까요?

예를 들어 정상적인 인체 내에서는 'A'라는 파동이 동일하게 유지되고 있습니다. 그리고 몸의 외부에는 'B'라는 파동이 있습니다. 이 둘이 만나지 않고, 일정한 상태의 경계를 유지하는 것이 바로 건강한 신체입니다. 하지만 A와 B의 파동이 어떠한 원인에 의해서 서로 만나게 된다면 이것은 더 이상 A, B의 파동을 띠지 않고, 새로운 'C'라는 파동으로 변하게 됩니다. 그리고 그 지점이 바로 통증으로 나타나게 되는 것입니다.

그렇다면 역으로 통증을 일으키는 파동을 정상적인 상태의 파동으로 바꿀 수 있다면, 우리는 통증을 조절하고 치료할 수 있게 될 것입니다.

T·P·T 치료법은 바로 이 변화한 파동을 원래의 파동으로 다시 변하게 함으로써 통증을 치료하는 새로운 생각과 관점의 치료법입니다.

아바시리에서 만난
신성한 빛 이야기

로밍해온 핸드폰을 열어 들여다보니 8월 19일, 벌써 밤 10시 30분을 막 지나고 있습니다. 세 번째 일본 여행의 첫째 날도 벌써 다 지나가버렸습니다. 약 10여 분 뒤 아오모리 역에 도착하기에 무거운 몸을 일으켜 세웁니다. 장시간 기차를 타느라 몸이 녹초가 되었습니다. 하지만 이곳에서 드디어 홋카이도의 삿포로 가는 밤기차를 갈아탈 겁니다. 그리고 내일 새벽이면 홋카이도에 도착할 것입니다. 무엇을 보러 멀고도 먼 이곳까지 오게 되었는지 모르겠습니다.

반 년 전 인터넷에서 우연히 본 그 한 장면이 아니었더라면 지금 이 시간, 이곳이 아니라 어느 비즈니스 호텔방에서 달콤한 잠을 자고 있었을 수도 있습니다. 바닷가 절벽에서 온 몸을 따뜻하게 감싸주며, 새로운 신성한 기운을 주는 한 줄기의 눈부신 그 빛의 사진 말입니다.

더운 여름날의 일본 여행을 계획하면서 나도 모르게 홋카이도를 왜 그토록 찾아가기로 계획했는지 이제 와서 작은 의문을 가져봅니다. 그 사진에서 도대체 무엇을 느꼈는지, 무엇을 확인해 보기 위해서 이 먼 곳까지 오게 되었는지, 풀리지 않는 그 마음 깊은 곳의 답답함을 간직한 채, 일본의 다른 곳을 가고 싶지는 않았습니다. 아마 궁금한 것은 참지 못하는 타고난 천성 때문인가 봅니다.

이윽고 기차가 아오모리 역에 도착하자, 머리 위 선반에 두었던 짐을 챙겨서 플랫폼으로 나가 삿포로로 가는 하마나스 특급 열차에 몸을 싣습니다. 아침에 가벼웠던 짐 가방이 귀찮을 만큼 거치적거리는 것이 불편한 기차의 좁은 좌석에서 일본 여행의 설레는 마음과 기운을 다 빼앗겼나 봅니다. 미리 예약해 둔 좁은 좌석에 앉아 기지개를 켜 봅니다. 오늘 같은 날은 카펫이 깔려 있는 지정석이 무척이나 부러워 보입니다. 두 다리를 쭉 뻗고, 편히 누워서 잠을 잘 수 있으니 말입니다. 하지만 그런 생각도 잠시 피곤에 지쳐 금방 잠이 들어 버립니다.

온몸에 냉기가 감돌 즈음 기차는 삿포로 역 플랫폼으로 들어가고 있었습니다. 홋카이도에 드디어 도착했습니다. 하루 꼬박 걸린 삿포로의 첫 느낌은 여름임에도 불구하고 너무 춥다는 것과 피곤하다는, 스스로에게 정말 야박한 생각들 뿐이었습니다. 서둘러 삿포로 역을 나와 미리 예약한 호텔로 발걸음을 옮겼습니다. 프런트에 사정을 해서 체크인 시간보다 먼저 방에 들어갈 수 있었습니다. 그리고 더운 물로 샤워를 하니 피곤이 밀려와 온 몸이 녹초가 돼 버렸습니다. 하지만 키를 프런트에 다시 맡기고, 삿포로 역으로 무거운 발걸음을 옮깁니다. 사진속의 눈부신 빛이 내려오는, 그리고 오호츠크해를 눈앞에서 볼 수 있는 곳, 바로 아바시리로 가기 위해서입니다.

MP3를 들으며, 한동안 창밖만 바라보며 홋카이도의 풍경에 빠지기를 여러 번, 점심때를 갓 넘긴 시간에 기차는 아바시리 역에 도착했습니다. 역을 빠져나오는 순간 심장이 그렇게 두근대는 것을 오랜만에 느껴봅니다. 사진 속의 한 장면이 이렇게나 오래 기억될지 예전에는 몰랐습니다. 단순히 좋은 풍경이라고 생각하고, 잊어버렸으면 그만일 것인데 말입니다.

그리고 결국 오랜 시간 그토록 꿈꾸며 생각했던, 눈앞에 펼쳐진 짙고 푸른

바다를 바라보며 하늘 아래 작은 언덕 위에, 지금 나는 서 있습니다. 눈을 감고 누워서 온 몸을 감싸는 따뜻한 햇살을 느껴 봅니다. 누군가는 생명은 흙에서 시작되었다고 말했고, 누군가는 빛에서 생명은 시작되었다고 하던 말들이 머릿속을 스쳐갑니다. 하지만 지금 내가 보고 있는 이 푸른 바다 위에 부서지는 그 눈부신 빛을 보고 있노라면 그 물음에 쉽게 답을 할 수 있을 것만 같습니다.

T·P·T 치료법을 시작한 지도 어느새 몇 해가 지나가고 있습니다. 왜 그토록 빛의 치료라고 환자들에게 스스로 말하면서도 정작 빛이 주는 신비로운 생명의 힘에 대해서 설명하기란 나 자신조차 의문이 들었던 그런 날들이었습니다. 하지만 이제 돌아가면 빛이 주는 신비하고, 신성한 느낌을 환자들에게 충분히 설명할 수 있을 것만 같습니다. 일본이라는 나라 중에서도 가장 먼 곳에 있는 그 곳, 아바시리에서 나는 지금 신성한 그 빛 아래에서 또 다른 나만의 빛을 새롭게 만들어봅니다.

T·P·T 치료법은 통증 부위 위의 한 점에
삼각형 모양의 레이저빔을 2초가량 조사하고
1초 쉬고 다시 동일 부위에 2초가량 조사하는
원리입니다. 결국 한 포인트에 레이저를
적용하려면 5초가 필요합니다.

chapter 05

T·P·T 치료법
2-1-2 빛으로
통증을 조절한다

01 인간은 홀로그래피다

|||||||| 홀로그래피(holograph)란 단어는 그리스어에 뿌리를 두고 있는데, 'hoi'는 '전부', 'graphos'는 '쓰다'라는 의미라고 합니다. 홀로그래피는 필름에 피사체의 반사된 빛의 상을 기록하는 일반 사진과는 달리, 피사체가 반사한 광파들을 기록하는 방법입니다.

홀로그램은 이런 광파를 저장하기 때문에 이차원 사진 대신 그 무늬를 되돌려 원래의 삼차원 피사체를 재현할 수 있는 것입니다. 이런 **홀로그램을 만들려면 그에 걸맞는 빛을 내는 광원이 있어야 하는데 그것이 바로 레이저(laser)입니다.** 과학 소설가인 벤 보버는 그의 저서 〈빛 이야기〉에서 레이저는 빛이 에너지만을 운반하는 것이 아니라 정보도 운반할 수 있는 특징을 가지고 있다고 말하였습니다. 그는 이런 레이저의 정보 운반을 통해서 홀로그래피의 가장 놀라운 한 가지를 서술했는데 그것은 바로 홀로그램의 각 부위에 전체 홀로그램의 정보가 모두 담겨 있다는 사실입니다. 즉, **홀로그램에서 한 조각을 잘라내도 나머지로 원래의 삼차원 상을 완벽히 재현할 수 있으며, 잘라낸 조각에도 원래의 상이 담겨 있다는 것입니다. 이것은 홀로그램을 아주 작게 만들어도 그 안에**

는 엄청난 양의 정보가 담겨 있다는 의미입니다.

이런 홀로그램의 특성은 놀랍게도 우리 인체에서도 발견할 수 있습니다. 바로 세포핵 속의 DNA가 그것이며, 이는 홀로그램(hologram)의 특성과 부합해서 이해할 수 있습니다. 인간의 신체는 온갖 세포와 기관으로 이루어져 있지만 그 세포와 기관을 구성하는 가장 중심에 DNA가 있습니다. DNA는 분자량이 수백 만 이상의 이중나선 구조를 이루고 있습니다. 기본 골격은 아데닌(adenine : A), 구아닌(guanine : G), 시토신(cytosine : C), 티민(thymine : T)의 4종류 염기와 디옥시리보오스, 그리고 인산으로 이루어져 있습니다. 미국의 유전학자 제임스 왓슨과 영국의 물리학자 크릭에 의해 발견된 이 DNA는 식물이건 동물이건, 인간이건 유기체의 유전 가능한 모든 특성을 책임지고 있습니다.

DNA는 유전 물질을 운반하며, 이 안에는 유전 가능한 생명체의 특성이 모조리 저장되어 있는 것입니다. 다시 말하면 DNA의 유전자에는 인간이 수정하는 순간부터 죽는 순간까지 한 인간에게서 일어날 수 있는 모든 일들이 이미 프로그램화 되어 있다는 것입니다. DNA와 그 속에 함유된 게놈만 완전하게 해독하게 되면 인간을 완벽하게 설명할 수 있다고 할 수 있을 정도로 DNA의 발견은 놀라운 것이었습니다.

일반적으로 한 세포에는 한 개의 핵을 가지고 있는데 이 세포의 핵 속에는 자기 복제를 담당하는 유전자의 본체인 DNA가 있습니다. 그리고 DNA는 분자량이 수백 만 이상의 이중나선 구조를 이루고 있습니다. 인간 세포핵에는 이런 DNA가 무려 46개나 있습니다. 인간 세포의 이런

DNA 가닥 전체를 나란히 배열한다면 약 2미터에 이르는 사슬이 되는 것입니다. 이 46개의 DNA가닥이 모두 세포핵 속에 들어가 자리를 잡기 위해 DNA 가닥들은 다닥다닥 붙어 작은 막대 모양으로 돌돌 말려 있습니다. 이 막대를 일컬어 염색체라고 부르며, 인간의 경우 46개의 염색체 (23쌍)로 구성되어 있습니다.

이 염색체 쌍에는 인간 유전 물질 전체가 들어 있는데, 피부세포건, 심장세포건, 뇌세포건 동일한 유전자 코드를 가지고 있습니다. 이 유전 자들은 세포분열을 통해 모든 정보를 같이 소유하게 되는 것입니다.

교토대 공학박사이자 시세이도 라이프사이언스 연구원인 덴다 미쓰히로 박사의 〈제3의 뇌〉에 의하면 인체의 기관 중 가장 예민하며 최고 의사결정기구인 뇌와 피부의 표피는 놀랍게도 태생이 같으며, 기본적인 시스템과 세포 단위의 행동 양식도 분간할 수 없을 정도로 비슷하다고 말합니다. 수정된 배아는 계속하여 세포 분열을 하는데 가장 먼저 외배엽, 중배엽, 내배엽의 삼층 구조가 만들어집니다.

문자 그대로 표면을 덮고 있는 것이 외배엽입니다. 발생단계가 진행 되면서 신체의 세밀한 부분이 차례로 만들어집니다. 표면의 외배엽에 길게 홈이 생기고, 그 패인 홈이 더욱 깊이 가라앉아 속이 빈 대롱 모양 이 됩니다. 그 중에서 한 쪽 끝이 부풀어 오른쪽이 뇌와 척수가 됩니다. 눈, 코, 입, 귀도 표면의 외배엽이 패이면서 형성됩니다. 그리고 아무런 분열도 일어나지 않은 상태로 표면에 남아있는 부분은 피부의 표피가 됩니다. 이런 점에서 신경계와 감각기, 표피는 태생이 같습니다.

표피 속에는 많은 수용체들이 존재하는데 이들 수용체 중에서는 뇌의 기억중추인 해마처럼 학습과 기억에 관여하는 것도 있습니다. 이것들은 단순히 방어기능을 위해서만 존재하는 것은 아니며, 대뇌에서 고도의 정보처리에 기여하는 수용체들이 표피에서도 존재합니다. 비록 세포 구성은 다르지만, 뇌에서 세포 하나하나의 상호작용과 네트워크가 고차원적인 기능을 수행하는 것과 마찬가지로 표피에서도 세포들의 상호작용이 서로 일어나는 것을 본다면 뇌와 표피 사이의 본질적인 차이는 없습니다.

덴다 미쓰히로 박사는 표피세포인 케라티노사이트를 석영 유리판 위에 배양한 다음, 그중 일부를 공기 중에 노출시킨 후 칼슘이온의 농도 관찰을 통해 표피 세포가 뇌와 같이 전파를 방출한다는 사실을 밝혀냈습니다. 처음에는 공기에 닿은 세포의 흥분, 즉 세포내 칼슘이 상승할 것으로 예상했으나 실제로 공기에 닿은 세포는 그다지 흥분하지 않고, 예상 외로 공기에 닿은 세포와 인접 배양액에 잠긴 세포 집단에서 흥분의 파도가 나타나는 것을 발견했습니다. 즉, 칼슘 이온의 상승이 공기에 닿은 부분의 경계에서 그 앞쪽 방향으로 해일처럼 나아가는 광경이었는데, 이것을 수치화하자 규칙적인 주파수의 진동 모습이었다고 했습니다. 즉, 1초에 1회 진동의 1헤르츠의 전자파를 방출한다는 것이었습니다. 세포들이 서로 연결되어 정보를 전달하고 있는 것입니다. 이것은 뇌와 표피의 본질적인 정보 발생과 전달이라는 점에서 그 둘은 같다고 볼 수 있습니다.

02 레이저 간섭으로 통증을 조절한다

|||||||||| 인간의 뇌는 많은 양의 정보를 저장하기 위하여 이런 홀로그램 원리를 사용합니다. 스탠퍼드대학의 신경생리학자이자 노벨의학상을 수상한 칼 프리브램(Karl Pribram)은 "홀로그램 필름의 모든 조각이 전체 상을 만들어내는 데 필요한 모든 정보를 담을 수 있다면, 마찬가지로 두 뇌의 모든 부분들도 전체 기억을 재생하는 데 필요한 모든 정보를 담아낼 수 있다." 라며 흥분을 감추지 못하며 이야기했습니다.

이런 홀로그램의 뇌를 가능하게 하는 것은 세포가 가지고 있는 정보 시스템 때문입니다. 생화학자 겸 세포학자인 로저 펜로즈는 그의 저서 〈생명이란 무엇인가? 그 후 50년〉에서 하워드 패티의 말을 인용해서 세포 커뮤니케이션에 대해 이야기 했습니다.

그는 "생명의 수수께끼는 분자생물학을 통해 풀려왔다. 하지만 생명에는 세포반응 화학 이상의 것이 있다. 이런 반응들이 조정되는 현상의 기원과 본질은 여전히 밝혀지지 않고 있다. 살아있는 계들이 서로를 무시하고 자신들끼리나 자신들의 환경과 상호작용하지 않는 성분들로 이루어져 있다고 상상해 보자. 그런 계는 구조나 기능을 갖고 있지 않을 것이다. 가령 뇌에서 각각의 신경세포는 생각하지도 냄새를 맡지도 활동을 하지도 않는다. 그 대신 그것들은 서로 협력해서 시간적으로 응집된 집단을 만들어 우리가 인지기능이라고 부르는 것을 생성하는 듯하다. 생명체에서의 조정을 이해하려 할 때 본질적인 질문은 기본적인 상호작용이 어떤 형태를 취하는지, 그것이 어떻게 나타나며 왜 그런 식으로 있는지 하는 것이다."라고 말했습니다.

아직 세포 내부의 커뮤니케이션 시스템뿐 아니라 세포 사이의 정보교환 역시 정확하게 밝혀진 바는 없지만, 세포가 외부에서 오는 모든 신호를 정확하게 이해해야만 세포 내부의 올바른 장소로 전달할 수가 있을 것이라고 우리는 이해할 수 있습니다.

모든 세포는 신체의 다른 부분으로부터 수많은 메시지를 계속 전달받고 있고 또 거꾸로 자신도 계속 메시지를 다른 부분으로 전달하고 있습니다. 이 과정에서 대부분의 세포들은 다양한 분자들, 즉 전령물질을 통해 의사소통을 합니다. 각 메시지를 탈 없이 목표지점에 전하기 위해 엄청난 숫자의 화합물이 동원되는 것입니다. 그런 의미에서 세포 연구자들은 질병을 세포 간 신호전달의 장애로 정의하기도 합니다.

세포는 외부 신호를 포착하기 위해 표면에 수용기라 불리는 인식용 분자들을 달고 있는데 이 수용기에 다른 세포의 전달물질이 닿으면 자물쇠에 적당한 열쇠가 들어가듯 꼭 맞아 떨어집니다. 대부분이 호르몬인 전달물질이 세포 표면의 특수 수용기와 도킹하는 것입니다.

수용기는 안테나처럼 밖으로 돌출해 있기도 하지만 내부로도 돌출되어 있어 해당 정보를 세포 내부로 전달할 수가 있습니다. 외부에서 전령 분자가 도킹을 하면 세포 내부로 돌출된 수용기의 일부가 모양이 변합니다. 그렇게 하여 세포 내의 분자와 접촉한 다음 정보를 전달할 수 있게 되는 것입니다. 메시지에 대한 대답으로 세포는 이제 자기편에서 메시지를 송출하고 이는 다시 다른 기관의 세포와 도킹합니다. 수십 억 개에 이르는 유기체의 세포들은 수십 억 개의 단백질과 다른 분자들을 교환하고 그 정보 내용을 읽으면서 서로 소통하게 됩니다. 이런 신호망이 제대로 작동하지 않으면 유기체는 병에 걸려 버립니다.

만일 정상적인 몸에서 유지되고 있는 파동과 통증이 있는 곳에서 발생한 새로운 파동이 서로 같지 않다고 하면 이 세포 시스템은 굉장한 혼란을 겪게 될 것입니다. 세포 시스템은 일방향이 아닌 양방향의 정보 교환이기 때문에 상충되는 정보가 양 극에서 계속적으로 전달된다면 결국 신호가 더 이상 한쪽으로 진행되지 못하고 어느 경계를 중심으로 서로 대치하고 있는 상황이 발생될 것입니다.

바로 이곳에 통증이 발생할 것이며, 그런 상태가 오래 지속될수록 만성 통증으로의 발전 및 기능 이상을 초래할 수도 있을 것입니다. 만약 경계를 중심으로 서로 대치하고 있는 통증 부위에 정상적인 파동을 더해주면 어떻게 될까요? 이것을 생각하기 전에 우리는 먼저 파동의 독특한 특성을 한 가지 알아야 합니다.

파동에 대한 사전적 정의는 공간이나 물질의 한 부분에서 생긴 주기적인 진동이 시간의 흐름에 따라 주위로 멀리 퍼져나가는 현상을 의미합니다. 이것을 예를 들어 설명해 봅시다. 호수 면에 돌을 던져 봅시다. 돌이 던져진 자리를 중심으로 원형 고리 모양의 물결이 가장자리로 퍼져 나가는 것을 볼 수가 있습니다. 이렇듯 물결의 한 지점에서 생긴 진동이 사방으로 퍼져 나갈 때 이를 물결파라고 얘기하며, 비슷하게 어떠한 진동이 주위로 전파되어 나갈 때 이를 파동이라 부릅니다.

파동의 성질은 장애물이 없을 때 직진하고 가는 틈을 만났을 때는 회절하며 성질이 다른 매질을 만났을 때 굴절합니다. 또 장애물을 만났을 때는 반사도 하며 두 파동이 서로 만났을 때 간섭 현상을 일으킵니다. 파동은 매질 자체가 움직이는 것이 아니라 매질의 흔들림을 통해 에너지가 전달됩니다. 물 위에서 물결파가 퍼져 나갈 때 물이 움직이는 것이 아니라, 물의 흔들림을 통해 에너지가 전달되는 것입니다. 퍼져 나가는 물결 위에 나뭇잎을 띄워보면 나뭇잎이 멀리 나아가지 않고 한 곳에서 오르락내리락 하는 모습을 관찰할 수 있습니다. 따라서 나뭇잎 아래에 있는 물이 오르락내리락할 뿐 이동하지는 않는다는 사실을 알 수 있습니다.

파동은 에너지를 전파할 뿐 물과 같은 매개물질을 직접 이동시키지는 않습니다. 따라서 매질인 물은 제자리에서 상하운동을 합니다. 이 상하운동이 바로 옆에 있는 물을 움직여 파동이 전파되는 것입니다.

공기 속을 전파하는 소리의 파동도 마찬가지입니다. 소리는 공기가 전달되는 것이 아니라 공기의 떨림을 통해 에너지가 전달되는 것입니다. 파동의 성질 중에서 가장 중요한 것은 파동들이 서로 간섭을 일으킨

다는 사실입니다. 2개 이상의 파동이 한곳에서 만나면 파동은 서로 합해
져 강해지기도 하고 약해지기도 합니다.

　이러한 현상이 파동의 간섭입니다. 만약 두 파동이 한 지점에서 만났
을 때 두 파동 모두가 매질이 위로 운동할 차례라면 두 파동은 합해져서
더욱 진폭이 커질 것입니다. 그러나 반대로 한 파동은 위로 올라갈 차례
인데 다른 파동은 아래로 내려갈 차례라면, 두 파동이 합해질 때 진폭은
오히려 작아질 것입니다. 모든 종류의 파동이 만나면 이런 간섭이 일어
나겠지만 진폭과 파장, 진동수가 같은 파동이 한 점에서 만났을 때 그
효과가 뚜렷이 나타난다고 했습니다.

　특히 같은 위상의 두 파동이 중첩될 때는 보강간섭이 생기는데 이는
같은 진폭과 진동수를 가진 두 파동이 어느 순간 같은 영역을 통과할 때
나타나는 순간의 결과입니다. 두 파동의 위상이 같아 마루와 마루가 만
나고, 골이 골을 만나도록 중첩되는 순간 생기는 파동은 원래의 파동과
진동수는 같고 진폭이 2배가 됩니다.

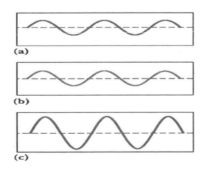

▲ 파동 (a)와 (b)가 보강간섭을 일으켜 더 큰 파동 (c)가 된다.

레이저라는 매개체는 이미 앞서 이야기 했듯이 홀로그램과 파동의 간섭에 있어서 가장 적합한 도구입니다. 홀로그램을 만들기 위해서 필수적인 것이며, 파동의 간섭을 극대화하기 위해서는 진폭과 파장, 진동수가 같은 파동이 필요한데 이런 점에서 레이저는 필요한 요건을 모두 가지고 있다고 할 수 있겠습니다.

레이저는 다른 관원들과는 달리 복사의 유도 방출과정에 의한 빛의 증폭을 통해 세기가 아주 강하고, 멀리까지 퍼지지 않고 전달되는 단색광을 방출할 수 있습니다. 하지만 대부분의 광원은 다양한 파장의 빛을 방출합니다. 또한 빛이 전파되어 나아가면서 퍼지게 되므로 광원에서 멀어지면 빛의 세기가 점점 작아집니다. 이는 광원에서 실제로 빛을 방출하는 원자가 파장, 위상, 방향이 일정하지 않은 빛을 방출하기 때문입니다. 반면에 레이저는 파장이 일정하고 결이 맞는 빛을 방출합니다.

따라서 레이저빔(beam)은 세기가 강하고 한 가지 색을 띠며, 지름의 변화가 거의 없이 멀리까지 전달됩니다. 레이저는 이미 우리 생활에서 많이 쓰이고 있는데, 발표회를 할 때 화면의 한 부분을 가리키는 데 쓰는 레이저 포인터가 가장 쉽게 찾아볼 수 있는 예입니다.

최근에는 의료 장비로도 많은 각광을 받고 있습니다. 신체의 작은 부분을 절단한다거나 안과수술에서 망막과 같은 예민한 부분을 섬세하게 잘라야 할 때 수술용 절단기구의 도구로 많이 사용됩니다. 또한 간섭성이 높은 빛을 방출하므로, 빛의 간섭 정보를 필름에 기록하여 물체의 3차원 정지영상을 저장하는 홀로그래피 기술에 레이저가 사용됩니다.

03 통증 부위에 2초 이상 레이저를 비춰라

|||||||||| T·P·T 치료법에서 우리가 어떤 유익한 자극을 외부에서 세포들에게 적용한다면 이 자극의 정보는 세포들 간의 네트워크를 통해 다른 세포들에게 전달될 것입니다. 레이저빔을 피부세포에 조사했을 때 이 자극은 세포내에서 재해석되어 정보의 형태로 다른 세포에게 전달될 것입니다. 바로 세포 정보의 파동이 되는 것입니다.

또한 파동이라는 것은 같은 파동을 반복적으로 주었을 때 더 강해진다고 앞서 설명한 바 있습니다. 신경계의 흥분과 전도 용어를 보면 두 개 이상의 자극효과의 합성현상으로 단독의 자극효과보다 큰 효과를 나타내는 현상을 '가중(summation)'이라고 합니다. 특히 적당한 시간 간격으로 같은 자극을 가했을 때에 일어나는 것을 시간적 가중(temporal summation)이라고 하는데, 레이저빔을 일정 시간 동안 반복적으로 적용하면 바로 시간적 가중이 정보의 가중(summation of information)으로 바뀌게 됩니다. 바로 이러한 정보의 가중을 통해 우리는 통증 부위에 정상적인 파동을 더해줄 수 있습니다. 뇌와 무릎 부분의 달라진 홀로그램 파동의 간섭성을 조화롭게 채워주게 된다면 이것은 통증 제거 및 조절이 되고, 세포간

의 정보 교환 시스템에 의해 결국 질병의 치료가 되는 것입니다.

여러 가지 레이저 중에서 특히 우리가 손쉽게 구할 수 있는 650nm의 적색광 레이저 포인터에 주목했습니다. 누군가는 이런 생각에 동의하지 않을 수도 있습니다. 혹시 이 글을 읽는 이 순간 당신의 마음속에 '문방구에서도 쉽게 구할 수 있는 싸구려 레이저 포인터로 무슨 치료를 한다고 그러냐?' 라는 생각이 먼저 든다면 지금 당장 이 책을 내려놓길 바랍니다.

그런 틀에 박힌 생각을 가진 사람에게 구구절절 이 책의 놀라움과 획기적인 치료법 발명을 설명하고 싶지는 않습니다. 레이저 포인터 역시 의료용으로 사용되는 레이저와 마찬가지로 그 발생 원리와 파장은 같습니다. 단지 출력이 1mW로 의료용의 550mW보다는 약하지만 이 역시 눈 같은 곳에 잘못 비춰진다면 황반변성과 같은 손상을 가져올 수 있습니다. 출력만 약하다 뿐이지 이것 역시 홀로그램과 간섭을 일으킬 수 있는 충분한 레이저의 성질을 가지고 있습니다. 실제로 의료용보다 약한 출력의 레이저를 이용해서 환자의 치료 연구를 실시한 사례 또한 학계에 보고되고 있습니다. 여러 가지 생각과 문헌에 따라서 레이저를 이용한 정보의 간섭을 적용할 때 바로 삼각형의 형태를 이용하기로 했습니다.

또한 간섭의 효율성과 극대화를 위해서 세 변의 길이가 같은 정삼각형의 형태를 취하며 그 크기는 각 변의 길이가 1cm 이하가 되도록 하여 환자의 피부에 적용하도록 치료법을 프로그래밍(programming)했습니다.

그리고 레이저에서 나오는 빔의 형태 역시 정삼각형의 모양으로 빛이 나오게 만들었습니다.

이것을 간단히 정리해 보면 환자의 통증 부위 위의 한 점(이 지점을 편의상 꼭짓점 A라고 합니다)에 삼각형 모양의 레이저빔을 2초가량 조사합니다. 그리고 1초 쉬고 다시 동일한 부위에 2초가량 조사합니다. 즉, 피부에 레이저를 조사할 때 2초 동안의 연속 빛을 비춘 후 1초 동안은 비추지 않고, 다시 2초 동안의 연속 빛을 비추는 방법을 말하는 것입니다. **결국 한 포인트에 레이저를 적용할 때 5초(2초 조사-1초 쉼-2초 조사)가 필요한 것입니다.**

같은 지점에 동일한 파장을 가중했을 때, 시간적 가중으로 인해 세포의 정보 전달은 더욱 더 증폭되고, 강해질 것입니다. 그리고 A점의 레이저 조사가 끝이 나면 바로 이 꼭짓점 A를 기준으로 정삼각형을 이루는 두 점(이 지점을 편의상 꼭짓점 B, C라고 합니다)을 선택합니다. 이 두 점(결국 이 세 개 점을 서로 연결하면 정삼각형이 된다)에도 역시 앞서 적용한 방법(꼭짓점 A에 적용했던, 2초 적용-1초 쉬고-2초 적용)을 각각 실행합니다. 단, A 지점에서 B 지점으로, 혹은 B 지점에서 C 지점으로 레이저를 조사하는 지점을 옮길 때에는 3초 안에 실시해야 합니다. 3초 이상으로 시간이 넘어가면 정보의 파동 간섭이 상실되기 때문입니다. 이것이 바로 T·P·T 치료법만의 독특한 레이저 '2-1-2 조사법' 입니다.

chapter 06

T·P·T
1세대 치료법
1단계~20단계까지

01 통증 잡는 T·P·T 치료법

|||||||||| T·P·T 치료법은 환자의 통증 부위를 기준으로 만들어진 새로운 치료법입니다. 이것은 환자가 표현하는 통증의 위치를 치료사가 파악하고, 그에 해당하는 척추 극돌기를 촉지하여 T·P·T 레이저 기구를 사용해서 치료를 실시합니다.

T·P·T 치료법을 실시할 때에는 2개의 짝이 되는 척추 극돌기를 확인해야 합니다. 이 두 극돌기는 수평 극돌기와 대응 극돌기로 나뉩니다. 수평 극돌기는 환자의 통증 부위를 중심에 있는 척추 극돌기쪽으로 수평하게 가상의 선을 그었을 때 해당하는 극돌기를 말합니다. 대응 극돌기는 수평 극돌기에 짝이 되는 극돌기를 말합니다. 통증이 나타나는 환자의 범위가 넓을 경우에는 치료사의 손으로 주변을 촉지하여 가장 아픈 곳을 정하거나, 혹은 통증 범위의 중심에 해당하는 곳을 정하여, 그 곳을 척추

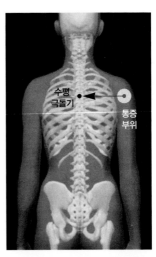

▲ 어깨 부위 통증과 그에 해당하는
수평 극돌기 예시

방향으로 수평되는 가상의 선을 긋고, 그 선이 만나는 척추 극돌기를 찾습니다.

위의 과정을 통해서 통증 부위의 척추 극돌기를 찾아나가다 보면 상지의 경우는 손목까지, 하지의 경우는 둔부 위까지 이와 같은 과정으로 해당 수평 극돌기를 찾을 수 있습니다. 하지만 손목에서 손가락, 그리고 골반에서 고관절, 고관절에서 발목까지는 척추보다 더 아래에 위치하기 때문에 척추 극돌기를 찾을 수 없습니다.

따라서 이런 경우는 예외적으로 해당 척추 극돌기를 지정하였습니다. 수평 극돌기와 이에 대응하는 극돌기를 정리해 보면 〈표 1〉과 같습니다.

〈표1〉 통증 부위의 수평 극돌기와 그에 해당하는 대응 극돌기 및 T·P·T 1단계~5단계까지 적용 극돌기

수평 극돌기 →	대응 극돌기	1단계	2단계	3단계	4단계	5단계
C1 (경추1번) →	T10 (흉추10번)	T10	C1	T2	T6	T8
C2 (경추2번) →	T11 (흉추11번)	T11	C2	T3	T7	T9
C3 (경추3번) →	T12 (흉추12번)	T12	C3	T4	T8	T10
C4 (경추4번) →	L1 (요추1번)	L1	C4	T5	T9	T11
C5 (경추5번) →	L2 (요추2번)	L2	C5	T6	T10	T12
C6 (경추6번) →	L3 (요추3번)	L3	C6	T7	T11	L1
C7 (경추7번) →	L4 (요추4번)	L4	C7	T8	T12	L2
T1 (흉추1번) →	L5 (요추5번)	L5	T1	T9	L1	L3
T2 (흉추2번) →	SA1 (천골1번)	SA1	T2	T10	L2	L4
T3 (흉추3번) →	SA2 (천골2번)	SA2	T3	T11	L3	L5
T4 (흉추4번) →	SA3 (천골3번)	SA3	T4	T12	L4	SA1
T5 (흉추5번) →	SA4 (천골4번)	SA4	T5	L1	L5	SA2
T6 (흉추6번) →	T9 (흉추9번)	T9	T6	T7	T8	T7과 T8사이
T7 (흉추7번) →	T8 (흉추8번)	T8	T7	C0	T8	Coccyx
T8 (흉추8번) →	T7 (흉추7번)	T7	T8	C0	T7	Coccyx
T9 (흉추9번) →	T1 (흉추1번)	T1	T9	T5	T3	T2
T10 (흉추10번) →	C1 (경추1번)	C1	T10	T2	C5	C3
T11 (흉추11번) →	C2 (경추2번)	C2	T11	T3	C6	C4
T12 (흉추12번) →	C3 (경추3번)	C3	T12	T4	C7	C5
L1 (요추1번) →	C4 (경추4번)	C4	L1	T5	T1	C6
L2 (요추2번) →	C5 (경추5번)	C5	L2	T6	T2	C7
L3 (요추3번) →	C6 (경추6번)	C6	L3	T7	T3	T1
L4 (요추4번) →	C7 (경추7번)	C7	L4	T8	T4	T2
L5 (요추5번) →	T1 (흉추1번)	T1	L5	T9	T5	T3
SA1 (천골1번) →	T2 (흉추2번)	T2	SA1	T10	T6	T4
SA2 (천골2번) →	T3 (흉추3번)	T3	SA2	T11	T7	T5
SA3 (천골3번) →	T4 (흉추4번)	T4	SA3	T12	T8	T6
SA4 (천골4번) →	T5 (흉추5번)	T5	SA4	L1	T9	T7

〈참고〉 C0은 외후두융기(후두골) 바로 밑자리, T7과 T8 사이는 극돌기와 극돌기 사이의 공간, Coccyx는 미추(꼬리뼈)를 말합니다.

〈표2〉 예외적인 통증 부위와 그에 해당하는 대응 극돌기 및 T·P·T 1단계~5단계까지 적용 극돌기

통증 부위 → 대응 극돌기		1단계	2단계	3단계	4단계	5단계
손목~손가락 →	L3	L3	C6	T7	T11	L1
골반~고관절 →	T2	T2	SA1	T10	T6	T4
고관절~대퇴부 →	T1	T1	L5	T9	T5	T3
무릎~하퇴부 →	C7	C7	L4	T8	T4	T2
발목~발가락 →	C6	C6	L3	T7	T3	T1

T·P·T 치료법에 있어 치료사는 환자로 하여금 앞서 이야기한 T·P·T 기본 자세를 취하게 합니다. 그리고 환자에게 통증 발생 부위에 대해서 세밀하게 눈으로 보고, 이야기를 듣고, 손으로 눌러보면서 통증 부위를 촉지합니다.

통증 부위는 척추를 기준으로 좌측과 우측으로 구분하여, 좌측 사지의 통증은 좌측으로, 우측은 우측으로 적용합니다. 이 T·P·T 치료법은 T9 SP(흉추 9번)를 중심으로 해서 T9 SP보다 위쪽에 위치한 목과 팔 등의 부위는 T10 이하 척추 레벨에서 관장하며, T9 SP보다 아래쪽에 위치한 허리와 다리 등의 부위는 T8 이상 척추 레벨에서 관장하는 척추반사로를 이용한 총 20단계의 치료법입니다.

세부적인 몸의 부위에 따른 관장 척추 레벨은 〈표1〉과 〈표2〉에 나와 있습니다. 치료법을 적용할 때에는 반드시 환자의 맨살 또는 아주 얇은 옷 위에 실행해야 합니다. 치료 전 환자의 척추 정렬 혹은 골격의 정렬을 맞추고 시행해야 하는데, 환자 몸의 긴장이 풀리지 않으면 정렬이 맞지 않게 됩니다. 이때에는 몸의 중심인 T9 SP의 옆쪽의 인대나 근육부분

(아픈 부위가 척추 중심으로 오른쪽이면 T9 SP의 오른쪽 근·인대부분을, 왼쪽이면 T9 SP의 왼쪽 근·인대부분)을 손이나 팔꿈치로 30초간 눌러서 긴장된 부분의 이완을 유도하거나, 혹은 가볍게 흔들어서 정렬을 맞춘 후 시행합니다.

각각의 단계를 치료사는 주어진 시간과 상황에 맞게 환자에게 연속해서 실행할 수 있습니다. 총 20단계를 5단계씩 총 4회로 나누어서 실행할 수도 있고, 2단계씩 총 10회로 나누어서 실행할 수도 있습니다. 하지만 반드시 하루에 5단계 이하로 적용해야 되며, 치료가 끝난 후에 환자는 5분 동안 움직이지 말고 이완된 자세로 쉬도록 합니다.

T·P·T 1세대 치료법 - 1단계
대응 극돌기에 T·P·T 레이저를 조사한다

||||||||| T·P·T 1단계 치료를 시작하면서 치료사는 먼저 환자의 통증 부위의 중앙 부위에 T·P·T 레이저를 환부에 가볍게 압력을 가하면서 2초 동안 비춥니다. 이때 레이저는 환부와 밀착되게 하고, 치료사는 그와 동시에 통증 부위의 수평 극돌기를 파악합니다. 치료사는 1초 동안 쉬고, 다시 동일한 방법으로 2초 동안 레이저를 같은 부위에 비춥니다. 치료사는 환자의 수평 극돌기에 해당하는 대응 극돌기를 촉지합니다. 그리고 대응 극돌기 위에 T·P·T 레이저로 동일하게 2-1-2 조사법(2초 조사 - 1초 쉼 - 2초 조사)으로 실행합니다. 대응 극돌기 실행 후에 대응 극돌기를 꼭 짓점으로 하는 가상의 정삼각형을 치료사는 만듭니다. 가상의 정삼각형의 3개의 꼭짓점 중에 대응 극돌기를 제외한 2개의 꼭짓점에 각각 동일한 방법으로 T·P·T 레이저를 조사합니다.

    T·P·T 치료법 1단계에서는 총 4개의 지점에 조사를 하게 되며, 대응 극돌기에서 만드는 가상의 정삼각형의 각 변 길이는 1cm 내외가 되어야 합니다. 정삼각형의 크기가 작으면 작을수록 레이저의 집중이 잘 되기 때문에 치료 효과가 더 커집니다. 또한 치료사는 레이저의 집중을 극

대화하기 위해 각각 조사점의 시간적인 간격을 3초 이내로 실행해야 합니다. 이해를 돕기 위해 허리가 아픈 가상의 환자를 대상으로 T·P·T 치료법을 적용, 예시를 통해 총 20단계의 T·P·T 치료법의 각각 단계를 마무리 하겠습니다.

환자는 우측 허리부분에 통증이 나타났고, 수평 극돌기는 L4 SP(요추 4번)입니다. 앞선 척수 반사로 〈표1〉과 〈표2〉를 통해 대응 극돌기는 C7 SP(경추 4번)입니다.

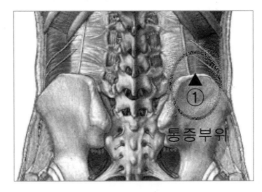

◀ 수평 극돌기

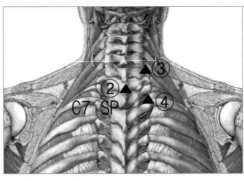

◀ 대응 극돌기

① 통증 부위의 중심에 2-1-2 조사법으로 실행합니다.

② 통증 부위의 수평 극돌기가 L4 레벨이므로 이에 해당하는 대응 극돌기 C7을 촉지한 후 그 위에 2-1-2 조사법으로 실행합니다. 1단계에서는 수평 극돌기에 조사하는 것이 아니라 반드시 대응 극돌기 위에 T·P·T 레이저를 조사합니다.

③ ④ C7의 극돌기를 꼭짓점으로 하는 각 변 길이 1cm 미만의 가상 정삼각형을 만듭니다. 단, 통증 부위가 오른쪽이므로 정삼각형의 퍼짐(정삼각형의 밑변의 위치)이 오른쪽으로 향하도록 만든 뒤 남은 2개의 꼭짓점에 각각 2-1-2 조사법을 실행합니다. 2개의 꼭짓점 중 조사 순서에는 상관없습니다. 그림에서는 편의상 ③번과 ④번의 조사 순서를 정했습니다.

03 T·P·T 1세대 치료법 - 2단계
수평 극돌기에 T·P·T 레이저를 조사한다

|||||||||| 　치료사는 환자의 통증 부위 중심에 T·P·T 레이저 2-1-2 조사법을 실행합니다. 그리고 통증 부위의 수평 극돌기에 T·P·T 레이저 2-1-2 조사법을 실행합니다. 그 후에 처음 레이저를 조사했던 통증 부위 조사 지점을 꼭짓점으로 하는 가상의 정삼각형을 만듭니다. 가상의 정삼각형 남은 2개의 꼭짓점에 각각 T·P·T 레이저 2-1-2 조사법을 실행합니다.

　T·P·T 치료법 중에서 1단계와 2단계는 가장 기본적인 단계로서 치료법 실행 후 3시간이 경과했을 때 통증 조절 효과가 더욱 더 증가하게 됩니다. 환자의 T·P·T 레이저 조사 지점이 몸의 곡선이나 경계부분에 위치한다면 치료사는 가상의 정삼각형 크기를 더욱 줄여서 좀 더 세밀하게 적용해야 합니다. T·P·T 치료법 2단계의 예시를 적용하겠습니다.

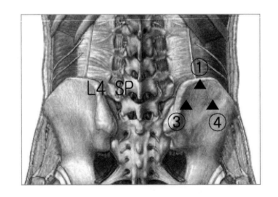

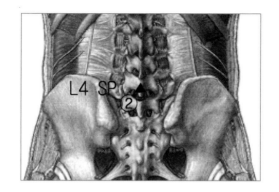

① 통증 부위의 중심에 2-1-2 조사법으로 실행합니다.

② 통증 부위의 수평 극돌기가 L4 레벨이므로 치료사는 수평 극돌기 L4을 촉지한 후 2-1-2 조사법으로 실행합니다.

③ ④ 통증 부위에 조사한 ①지점을 꼭짓점으로 하는 각 변 길이 1cm 미만의 가상 정삼각형을 만듭니다. 그리고 남은 2개의 꼭짓점에 각각 2-1-2 조사법을 실행합니다. 2개의 꼭짓점 중 조사 순서에는 상관없습니다. 그림에서는 편의상 ③번과 ④번의 조사 순서를 정했습니다.

T·P·T 1세대 치료법 - 3단계

T8에 T·P·T 레이저를 조사한다

|||||||||| 환자의 수평 극돌기와 대응 극돌기의 중심인 극돌기를 치료사는 촉지합니다. 그리고 촉지한 극돌기를 꼭짓점으로 하는 가상의 정삼각형을 만듭니다. 각각의 꼭짓점에 T·P·T 레이저 2-1-2 조사법을 실행합니다. T·P·T 치료법 3단계의 예시를 적용하겠습니다.

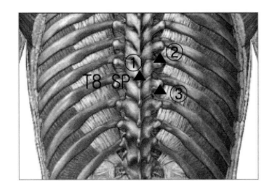

① 통증 부위의 수평 극돌기는 L4(요추 4번)이고, 대응 극돌기는 C7(경추 7번)입니다. 이 두 극돌기의 중심이 되는 극돌기는 T8(흉추 8번)입니다. 치료사는 T8 SP에 T·P·T 레이저 2-1-2 조사법을 실행합니다.

②③ 통증 부위가 척추 기준으로 오른쪽에 위치하기 때문에 치료사는 정삼각형의 퍼짐이 오른쪽으로 향하는 가상의 정삼각형을 만듭니다. 그리고 밑변의 2개의 꼭짓점에 각각 2-1-2 조사법을 실행합니다.

T·P·T 1세대 치료법 - 4단계
4단계 중심 극돌기에 T·P·T 레이저를 조사한다

||||||||||| T·P·T 치료법 1~3단계를 통해서 치료사는 환자 통증 부위의 수평 극돌기, 대응 극돌기, 중심 극돌기(수평 극돌기와 대응 극돌기의 중심)를 촉지했습니다. 4단계 치료법은 대응 극돌기와 중심 극돌기의 중심인 극돌기를 촉지합니다. 편의상 3단계의 중심 극돌기(수평 극돌기와 대응 극돌기의 중심)를 3단계 중심 극돌기라 하고, 4단계의 중심 극돌기(대응 극돌기와 3단계 중심 극돌기의 중심)를 4단계 중심 극돌기라 부르겠습니다. 치료사는 4단계 중심 극돌기에 T·P·T 레이저 2-1-2 조사법을 실행합니다. 그리고 4단계 중심 극돌기를 꼭짓점으로 가상의 정삼각형을 만듭니다. 각각의 꼭짓점에 T·P·T 레이저 2-1-2 조사법을 실행합니다. T·P·T 치료법 4단계의 예시를 적용하겠습니다.

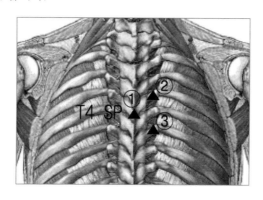

① 통증 부위의 대응 극돌기(C7 SP)와 3단계 중심 극돌기(T8 SP)의 중심 극돌기를 촉지합니다. 이곳을 4단계 중심 극돌기라 부르며, 해당 극돌기는 T4(흉추4번)입니다. 치료사는 이 T4 SP에 T·P·T 레이저 2-1-2 조사법을 실행합니다.

②③ 통증 부위가 오른쪽이므로 정삼각형의 퍼짐이 오른쪽으로 향하도록 가상 정삼각형을 만들고 나머지 2개의 꼭짓점에 각각 T·P·T 레이저 2-1-2 조사법을 실행합니다.

T·P·T 1세대 치료법 - 5단계
5단계 중심 극돌기에 T·P·T 레이저를 조사한다

|||||||| 5단계 치료법은 대응 극돌기와 4단계 중심 극돌기의 중심을 촉지합니다. 이곳을 5단계 중심 극돌기라고 하겠습니다. 치료사는 5단계 중심 극돌기에 T·P·T 레이저 2-1-2 조사법을 실행합니다. 그리고 5단계 중심 극돌기를 꼭짓점으로 가상의 정삼각형을 만듭니다. 통증 부위가 오른쪽에 위치하기 때문에 가상의 정삼각형은 오른쪽으로 퍼진 모양으로 만들고, 5단계 중심 극돌기를 제외한 나머지 2개의 꼭짓점에 각각 T·P·T 레이저 2-1-2 조사법을 실행합니다. T·P·T 치료법 5단계의 예시를 적용하겠습니다.

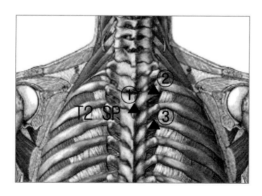

① 통증 부위의 대응 극돌기(C7 SP)와 4단계 중심 극돌기(T4 SP)의 중심 극돌기를 촉지합니다. 이곳을 5단계 중심 극돌기라 부르며, 해당 극돌기는

T2(흉추 2번)입니다. 치료사는 이 T2 SP에 T·P·T 레이저 2-1-2 조사법을 실행합니다.

②③ 통증 부위가 오른쪽이므로 정삼각형의 퍼짐이 오른쪽으로 향하도록 가상 정삼각형을 만들고 나머지 2개의 꼭짓점에 각각 T·P·T 레이저 2-1-2 조사법을 실행합니다.

T·P·T 1세대 치료법
1~5단계의 효과

||||||||| T·P·T 치료법 중에서 1~5단계는 저단계로서 치료의 효과가

크지는 않습니다. 저단계 치료법의 효과는 다음과 같습니다.

1. 석회화 사라짐

2. 속 조직의 정상화 - 70%

3. 치료 3시간 후 속 조직의 회복화

4. 인대의 정상화 (긴장, 굳음, 딱딱함)

5. 관절내 유리된 조각이나 결절의 정상화 (2mm까지 100%)

6. 아린 느낌의 통증은 50%, 당기는 느낌의 통증은 50%, 저리는 느낌의

통증은 50% 감소

7. 우리함, 쑤시는 느낌의 통증은 70% 사라짐

8. ROM(관절가동범위)의 제한은 50% 감소

T·P·T 1세대 치료법 - 6단계
통증 부위 중앙에 T·P·T 레이저를 조사한다

|||||||||| 치료사는 통증 부위의 중앙에 가상의 정삼각형을 만들고, 3개의 꼭짓점에 각각 T.P.T 레이저 2-1-2 조사법을 실행합니다. T·P·T 치료법 6단계의 예시를 적용하겠습니다.

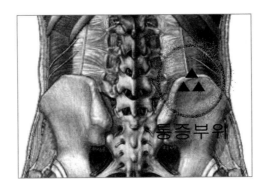

① 치료사는 환자의 통증 부위 중앙에 가상의 정삼각형을 만든 뒤 각각의 꼭짓점에 T·P·T 레이저 2-1-2 조사법을 실행합니다.

    통증 부위가 크지 않을 경우 조사 지점을 겹쳐서 실행해도 됩니다. 단, 조사 지점이 겹치더라도 전체적인 정삼각형의 모양은 유지해야 합니다.

T·P·T 1세대 치료법- 7단계
대응 극돌기에 T·P·T 레이저를 조사한다

||||||||| 7단계 치료법은 1단계 치료법과 비슷합니다. 치료사는 환자의 통증 부위 대응 극돌기를 촉지합니다. 그리고 대응 극돌기에 T·P·T 레이저 2-1-2 조사법을 실행합니다. 그 후에 가상의 정삼각형을 만듭니다. 여기에서 7단계가 1단계와 다른 점이 있는데, 바로 정삼각형의 퍼짐의 방향이 다르다는 것입니다. 1~5단계의 치료법에서 가상 정삼각형의 퍼짐은 통증 부위 방향입니다.

하지만 7~9단계 치료법에서는 가상 정삼각형의 퍼짐은 통증 부위 반대 방향입니다. 만약 통증 부위가 척추 기준으로 오른쪽이면 7~9단계 치료법에서는 왼쪽으로, 통증 부위가 척추 기준으로 왼쪽이면 오른쪽으로 퍼진 가상 정삼각형을 만들어야 합니다.

퍼짐의 방향을 통증 부위와 반대 방향으로 정삼각형을 만들었다면, 남은 2개의 꼭짓점에 각각 T·P·T 레이저 2-1-2 조사법을 실행합니다.

T·P·T 치료법 7단계의 예시를 적용하겠습니다.

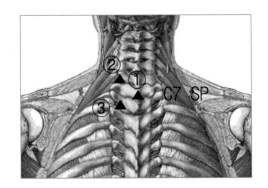

① 통증 부위의 대응 극돌기가 C7 SP(경추 7번)이므로, 치료사는 T·P·T 레이저 2-1-2 조사법을 실행합니다.

②③ 통증 부위는 오른쪽이지만, 7~9단계에서는 통증 부위 반대쪽으로 가상의 정삼각형을 만듭니다. 가상의 정삼각형의 퍼짐 방향은 왼쪽으로 만듭니다. 치료사는 정삼각형의 나머지 2개의 꼭짓점에 각각 T·P·T 레이저 2-1-2 조사법을 실행합니다.

10 T·P·T 1세대 치료법 - 8단계
수평 극돌기에 T·P·T 레이저를 조사한다

|||||||||| T·P·T 치료법 8단계는 T·P·T 치료법 2단계와 비슷합니다. 하지만 가상 정삼각형 퍼짐의 방향이 통증 부위 반대 방향으로 향하게 만드는 것이 차이점입니다. 치료사는 환자 통증 부위의 수평 극돌기를 촉지합니다. 그리고 수평 극돌기에 T·P·T 레이저 2-1-2 조사법을 실행합니다.

수평 극돌기를 꼭짓점으로 하는 가상의 정삼각형을 만듭니다. 가상 정삼각형의 퍼짐 방향은 환자의 척추 기준으로 통증 부위 반대 방향으로 퍼진 모양으로 만듭니다. 치료사는 가상 정삼각형의 나머지 2개의 꼭짓점에 각각 T·P·T 레이저 2-1-2 조사법을 실행합니다. T·P·T 치료법 8단계의 예시를 적용하겠습니다.

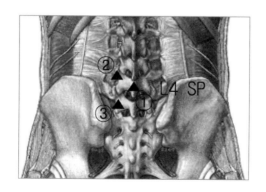

① 통증 부위의 수평 극돌기가 L4 SP(요추 4번)이므로, 치료사는 T·P·T 레이저 2-1-2 조사법을 실행합니다.

②③ 통증 부위는 오른쪽이지만, 7~9단계에서는 통증 부위 반대쪽으로 가상의 정삼각형을 만듭니다. 가상의 정삼각형의 퍼짐 방향은 왼쪽으로 만듭니다. 치료사는 정삼각형의 나머지 2개 꼭짓점에 각각 T·P·T 레이저 2-1-2 조사법을 실행합니다.

T·P·T 1세대 치료법 - 9단계
중심 극돌기에 T·P·T 레이저를 조사한다

||||||||| T·P·T 치료법 9단계는 T·P·T 치료법 3단계와 비슷합니다. 하지만 이 역시 가상 정삼각형 퍼짐의 방향이 통증 부위 반대 방향으로 향하게 만드는 것이 차이점입니다. 치료사는 환자의 통증 부위 수평 극돌기와 대응 극돌기를 촉지합니다. 그리고 수평 극돌기와 대응 극돌기의 중심인 극돌기를 촉지합니다. 이 중심 극돌기에 T·P·T 레이저 2-1-2 조사법을 실행합니다. 그리고 중심 극돌기를 꼭지점으로 하는 가상의 정삼각형을 만듭니다. 가상 정삼각형의 퍼짐 방향은 환자의 척추 기준으로 통증 부위 반대 방향으로 퍼진 모양으로 만듭니다. 치료사는 가상 정삼각형의 나머지 2개의 꼭짓점에 각각 T·P·T 레이저 2-1-2 조사법을 실행합니다. T·P·T 치료법 9단계의 예시를 적용하겠습니다.

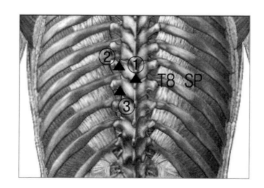

① 통증 부위의 수평 극돌기가 L4 SP(요추 4번)이고, 대응 극돌기가 C7 SP(경추 7번)입니다. 그리고 이 수평 극돌기와 대응 극돌기의 중심인 극돌기가 T8 SP(흉추 8번)입니다. 치료사는 이 중심 극돌기 T8 SP에 T·P·T 레이저 2-1-2 조사법을 실행합니다.

②③ 통증 부위는 오른쪽이지만, 7~9단계에서는 통증 부위 반대쪽으로 가상의 정삼각형을 만듭니다. 가상의 정삼각형의 퍼짐 방향은 왼쪽으로 만듭니다. 치료사는 정삼각형의 나머지 2개의 꼭짓점에 각각 T·P·T 레이저 2-1-2 조사법을 실행합니다.

T·P·T 1세대 치료법 - 10단계
가상 정삼각형의 꼭짓점에 T·P·T 레이저를 조사한다

‖‖‖‖‖‖ 　치료사는 통증 부위에서 가장 가까운 관절(Joint)을 촉지합니다. 단, 여기서 말하는 관절이란 우리가 일반적으로 생각하는 관절의 범위보다는 넓다는 것을 알아야 합니다. 척추동물에서 관절은 두개골이나 이의 치근처럼 서로 접하는 두 개의 뼈나 연골 사이에 가동성이 거의 또는 전혀 없는 부동성 관절과, 팔·다리의 뼈나 턱뼈처럼 양쪽 뼈 사이에 결합조직이 많고 가동성이 큰 가동 관절의 두 가지로 나뉩니다.

　우리가 일반적으로 관절이라 하는 것은 가동관절을 말하지만, T·P·T 치료법에서 표기하는 관절은 부동성 관절까지 포함됩니다. 따라서 치료사는 기존의 통념이나 고정관념을 벗어나서 뼈와 뼈가 만나는 모든 부분을 관절이라고 생각하며, 촉지하시길 바랍니다. 치료사는 통증 부위에서 가장 가까운 관절에 가상의 정삼각형을 만듭니다. 그리고 가상 정삼각형의 3개의 꼭짓점에 각각 T·P·T 레이저 2-1-2 조사법을 실행합니다.

　T·P·T 치료법 10단계의 예시를 적용하겠습니다.

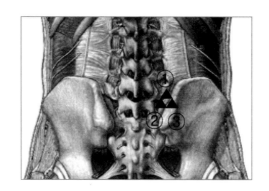

① 통증 부위에서 가장 가까운 관절(Joint)을 촉지합니다. 치료사는 통증 부위에서 가장 가까운 오른쪽 천장관절(Sacroiliac Joint ; SI Joint)을 촉지하여 그 위에 가상의 정삼각형을 만듭니다. T·P·T 레이저의 집중을 높이기 위해서 천장관절(SI joint)에 가상 정삼각형의 모양을 작게 만들고, T·P·T 레이저 조사 지점인 각 꼭지점의 간격도 더욱 조밀하게 만듭니다. 가상 정삼각형의 3개의 꼭짓점에 각각 T·P·T 레이저 2-1-2 조사법을 실행합니다.

13 T·P·T 1세대 치료법 6~10단계의 주의사항

|||||||||| 저단계인 T·P·T 치료법 1단계~5단계를 실행하고, 환자의 통증 부위를 재평가 해보면 환자의 통증 부위가 조금씩 위치를 바꾸거나 변화하는 경우가 있습니다. 이때에는 기존의 T·P·T 치료법 1단계~5단계를 시행했던 기준 SP(수평 극돌기와 대응 극돌기)를 환자의 통증 부위 변화에 맞춰서 새로운 기준 SP(수평 극돌기와 대응 극돌기)로 재촉지하여 T·P·T 치료법 6단계~10단계를 실행하면 됩니다. 즉, T·P·T 치료법 저단계(1~5단계)에서의 치료 효과는 이미 환자의 몸속에서 나타났기 때문에 환자의 통증 부위가 조금씩 위치를 바꾸거나 변화하게 되는 것입니다. 만약 환자의 통증 부위 재평가 후 통증 부위의 위치 변화가 있다면 새롭게 변한 통증 부위를 기준으로 새로운 수평 극돌기와 대응 극돌기를 촉지하고, T·P·T 치료법 6단계~10단계를 실행하면 됩니다.

기존의 예시를 토대로 환자의 통증 부위가 변화했다고 가정하고, 적용해보겠습니다.

오른쪽 허리가 아픈 환자의 수평 극돌기는 SP가 L4이고, 대응 극돌기는 C7입니다. T·P·T 치료법 1단계~5단계를 적용하고 난 후 6~10단계를 적용할 때 통증의 위치가 변화되어서 새롭게 촉지한 수평 극돌기가 L3 이고, 대응 극돌기가 C6이 되었다면 T·P·T 치료법 6단계~10단계를 실행할 때는 수평 극돌기를 L3 SP, 대응 극돌기 C6 SP로 바꾸어서 치료사는 T·P·T 레이저 2-1-2 조사법을 실행해야 합니다.

T·P·T 1세대 치료법 - 6단계~10단계 효과

T·P·T 치료법 6단계~10단계는 중단계의 효과를 보입니다. 이러한 효과에 대한 반응은 다음과 같습니다.

1. 아리거나 욱씬거리는 느낌의 통증 90% 사라짐

2. 당기는 느낌의 통증 70% 사라짐

3. ROM 제한 80% 사라짐(단, 조직 형태에 이상이 없을 때)

T·P·T 1세대 치료법 - 11단계
통증 부위 대응 극돌기에 T·P·T 레이저를 조사한다

||||||||| T·P·T 치료법 11단계부터 치료사는 치료의 극대화를 위해서 레이저 조사에 앞서 몇 가지 매뉴얼을 실행합니다. 매뉴얼은 각각 단계에 따라 적용합니다.

T·P·T 치료법 11단계 매뉴얼은 미추밀기(pushing coccyx)법입니다. 환자는 엎드린 자세를 취합니다. 치료사는 환자의 엉덩이 쪽에 앉거나 선 자세를 취합니다. 그리고 환자의 통증 부위의 다리를 30도 위로 들어올립니다. 환자 다리 밑에 치료사의 무릎으로 보조하여 다리를 들어올린 상태를 유지합니다. 치료사의 자세가 불편하다면 환자의 다리 밑에 베개를 놓고 보조해도 됩니다. 단, 환자의 무릎은 편 상태여야 하며, 각도는 반드시 30도 이상으로 들어올려야 합니다.

치료사는 자신의 소지구(Hypothenar : 새끼손가락 밑동의 볼록한 부분)를 이용해서 환자의 미추(coccyx : 꼬리뼈)를 촉지하여 접촉합니다. 그리고 상방(머리방향 : superior)으로 수평 되는 힘으로 강하게(8Kg 이상) 1회 밉니다. 여기서 주의할 점은 치료사는 힘의 방향을 위에서 내리거나 혹은 아래에서 올리는 쪽으로 주어서는 안 됩니다. 수평 되는 힘으로 환자 머리 방향(상방 : superior)으로 밀어야 합니다.

T·P·T 치료법 11단계는 환자의 통증 부위 대응 극돌기 위에 T·P·T 레이저 2-1-2 조사법을 실행합니다. T·P·T 치료법 11단계는 가상의 정삼각형 크기를 세밀하게 조정해서 정삼각형의 세 꼭짓점이 모두 극돌기 위에 조사되어야 합니다. T·P·T 치료법 11단계의 예시를 적용하겠습니다.

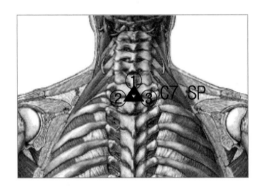

① 환자의 통증 부위의 대응 극돌기는 C7 SP입니다. 치료사는 C7 SP위에 T·P·T 레이저 2-1-2 조사법을 실행합니다.

②③ C7 SP 위에 가상의 정삼각형을 만듭니다. 이 정삼각형의 세 꼭짓점은 모두 C7 SP 위에 조사되도록 크기를 작게 만듭니다. 치료사는 나머지 2개의 꼭짓점에 각각 T·P·T 레이저 2-1-2 조사법을 실행합니다.

15 T·P·T 1세대 치료법 - 12단계
통증 부위 수평 극돌기에 T·P·T 레이저를 조사한다

||||||||| T·P·T 치료법 12단계는 환자의 통증 부위 수평 극돌기 위에 T·P·T 레이저 2-1-2 조사법을 실행합니다. T·P·T 치료법 12단계는 가상의 정삼각형 크기를 세밀하게 조정해서 정삼각형의 세 꼭짓점이 모두 극돌기 위에 조사되어야 합니다. T·P·T 치료법 12단계의 예시를 적용하겠습니다.

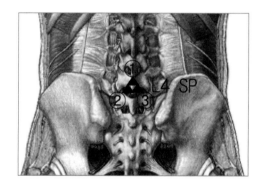

① 환자의 통증 부위의 수평 극돌기는 L4 SP입니다. 치료사는 L4 SP위에 T·P·T 레이저 2-1-2 조사법을 실행합니다.

②③ L4 SP 위에 가상의 정삼각형을 만듭니다. 이 정삼각형의 세 꼭짓점은 모두 L4 SP 위에 조사되도록 크기를 작게 만듭니다. 치료사는 나머지 2개의 꼭짓점에 각각 T·P·T 레이저 2-1-2 조사법을 실행합니다.

T·P·T 1세대 치료법 - 13단계

통증 부위 반대 방향에 T·P·T 레이저를 조사한다

|||||||||| T·P·T 치료법 13단계를 실행하기 이전에 치료사는 매뉴얼을 실행합니다. 13단계의 매뉴얼은 극돌기 돌리기(SP rotation)법입니다. 환자는 엎드린 자세를 취합니다. 치료사는 환자의 통증 부위 옆에 선 자세를 취합니다. 즉, 통증 부위가 오른쪽이면 치료사는 환자의 오른쪽에, 통증 부위가 왼쪽이면 치료사는 환자의 왼쪽에 섭니다. 치료사는 환자의 극돌기를 촉지합니다. 이때 촉지하는 극돌기는 C4(경추 4번), C7(경추 7번), T8(흉추 8번), L4(요추 4번)입니다. 치료사는 촉지한 환자의 극돌기를 통증 부위의 반대 방향으로 2Kg의 힘으로 밀어서 환자가 통증을 호소하는 곳을 찾아야 합니다. 통증이 나타나는 극돌기를 치료사는 자신의 소지구를 이용해서 접촉하여 밀착시킵니다. 이때 치료사의 소지구는 45도 정도 눕힙니다(치료사의 손바닥이 환자의 등 부분 쪽으로 45도 정도 눕힙니다).

그리고 환자의 극돌기를 통증 반대 방향으로, 환자 등과 수평 되게 지그시 힘으로 밉니다. 치료사는 환자의 극돌기 저항으로 인해 더 이상 극돌기를 밀 수 없을 때까지 극돌기를 통증 부위 반대 방향으로 밉니다. 그 후에 치료사는 자신의 소지구를 환자 머리 방향(상방 : superior)으로 회

전시켜서 극돌기를 돌립니다. 그 상태에서 치료사는 극돌기를 전방으로 (치료사가 밀고 있는 방향과 동일하게) 수평 되는 힘으로 (8Kg 이하) 1회 강하게 밉니다. 여기서 주의할 점은 치료사는 환자의 늑골 골절을 발생시키지 않도록 흉추부에 적용할 때에는 환자의 가슴 밑에 타월이나 쿠션을 두어야 하며, 힘의 방향을 내부로 주어서는 안 됩니다. 내부로 향하는 힘이 환부에 가해졌을 때는 특히 늑골 골절의 위험이 있을 수 있습니다. 따라서 치료사는 수평 되는 힘으로 밀어야 합니다. 그리고 치료사는 환자의 극돌기를 밀면서 머리 방향으로 돌릴 때까지 자신의 소지구에 동일한 힘을 계속 주어야 합니다. 도중에 극돌기를 미는 힘이 빠져서는 안 됩니다.

T·P·T 치료법 13단계는 통증 부위의 반대 방향에 실행합니다. 치료사는 환자의 통증 부위의 반대 방향에 동일한 위치의 가상 통증 부위를 찾습니다. 여기서 말하는 반대 방향이란 몸의 중심(척추)을 기준으로 앞뒤 방향이 아닌 좌우 방향입니다. 즉, 통증 부위가 오른쪽이면 왼쪽으로, 왼쪽이면 오른쪽을 말하는 것입니다. 치료사는 환자의 가상 통증 부위를 수평으로 1/2로 나누는 첫 번째 임의의 선을 긋습니다. 그리고 가상 통증 부위에서 가장 가까운 관절을 찾습니다. 치료사는 가상 통증 부위와 가장 가까운 관절을 수평으로 1/2로 나누는 두 번째 임의의 선을 긋습니다. 그 후에 먼저 그었던 가상 통증 부위를 반으로 나누는 선과 관절을 반으로 나누는 선을 수평으로 1/2로 나누는 세 번째 임의의 선을 긋습니다. 마지막으로 환자의 가상 통증 부위에서 세 번째 임의의 선과 직각을 이루는 네 번째 임의의 선을 긋고, 세 번째와 네 번째 임의의 선

이 만나는 지점에 T·P·T 치료법 13단계를 실행합니다. T·P·T 치료법 13단계의 예시를 적용하겠습니다.

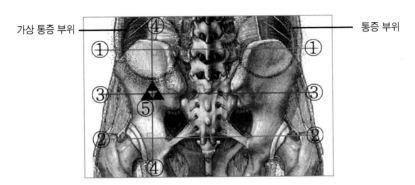

① 환자의 통증 부위를 찾습니다.(그림에서 오른쪽) 그리고 몸의 중심(척추)을 기준으로 반대 방향의 동일한 위치에 가상 통증 부위를 만듭니다.(그림에서 왼쪽) 그리고 가상 통증 부위를 1/2로 나누는 임의의 선을 긋습니다.

② 가상 통증 부위와 가장 가까운 관절을 찾습니다.(그림에서 왼쪽 고관절) 그리고 고관절을 1/2로 나누는 임의의 선을 긋습니다.

③ 가상 통증 부위를 1/2 나누는 선(①번 선)과 고관절을 1/2로 나누는 선(②번 선)을 1/2로 나누는 임의의 선을 동일한 방법으로 평행하게 긋습니다. (③번 선)

④ 환자의 가상 통증 부위에서 ③번 선과 직각을 이루는 임의의 선을 긋습니다.

⑤ ③번 선과 ④번 선이 만나는 지점에 가상의 정삼각형을 만들고 T·P·T 레이저 2-1-2 조사법을 실행합니다.

T·P·T 1세대 치료법 - 14단계
통증 부위 주변에 T·P·T 레이저를 조사한다

IIIIIIIIII　　T·P·T 치료법 14단계를 실행하기 이전에 치료사는 매뉴얼을 실행합니다. 14단계의 매뉴얼은 대둔근 밀기(pushing gluteaus maximus)법입니다. 대둔근은 골반 후면의 가장 표층에 있는 근육이며, 엉덩이 근육 중에서는 가장 크고, 근육주사를 맞을 때 흔히 쓰이는 부위입니다.

　환자는 엎드린 자세에서 통증 방향의 무릎을 굽혀서 반대편 무릎 위(슬와부)에 걸칩니다. 흔히 이 자세를 4자다리 모양이라고 합니다.

　치료사는 환자의 통증 부위 옆에 선 자세를 취합니다. 즉, 통증 부위가 오른쪽이면 치료사는 환자의 오른쪽 편에, 통증 부위가 왼쪽이면 치료사는 환자의 왼쪽 편에 섭니다. 그리고 환자의 통증 방향에 있는 고관절을 촉지합니다. 치료사는 대퇴골 경부(femur neck)의 임의의 중심선을 긋고, 한손은 반대편에 걸쳐진 환자의 무릎을 고정시키고, 다른 손으로는 주먹을 쥐어, 임의의 중심선과 만나는 대둔근 위에 접촉시킵니다.

　치료사는 압을 가해서 대둔근을 하방(inferior)으로 2Kg 이상의 동일한 힘으로 15초 동안 밉니다. 이때 대둔근은 가장 표층에 위치한 근육이기 때문에 너무 강한 압을 가해서 대둔근 밑의 다른 심부 근육까지 같이 밀지 않도록 치료사는 주의해야 합니다.

T·P·T 치료법 14단계를 위해서 치료사는 환자의 통증 부위를 중심으로 왼쪽과 오른쪽을 세밀하게 촉지합니다. 그리고 통증 부위의 왼쪽과 오른쪽에서 인대(ligament)를 각각 찾아냅니다. 여기서 치료사는 좀 더 세밀한 촉지가 필요합니다. 그것은 바로 우리가 흔히 알고 있는 구분법으로는 T·P·T 치료법 14단계에서 요구하는 인대(ligament)를 촉지하기 어렵기 때문입니다.

우리가 흔히 촉지로 인해서 구분할 수 있는 인체 속의 조직들은 뼈(bone), 근육(muscle), 인대(ligament), 건(tendon) 정도입니다. 그 중 뼈를 제외한 나머지 조직들을 구분하기 위해서는 고도의 감각이 필요합니다. 특히 T·P·T 치료법에서 치료사는 근육(muscle)과 인대(ligament)의 차이점을 감각적으로 익혀야 합니다. 그리고 이것은 우리가 흔히 알고 있는 감각의 통상적인 고정관념을 깨야 합니다. 환자의 근육 및 인대는 이미 정상적인 조직의 상태에서 벗어난 비정상적인 상태입니다.

그렇다면 근육(muscle)과 인대(ligament)의 구분에 앞서 촉지를 했을 때 무엇이 정상적인 상태의 느낌이며, 무엇이 비정상적인 상태의 느낌인지를 먼저 알아야 할 것입니다. 정상적인 근육은 탄력이 있습니다. 그리고 비정상적인 근육은 탄력이 없습니다. 근육을 2Kg 이상의 힘으로 눌러서 압을 가했을 때 튕겨오르는 듯한 탄력이 느껴지지 않고 말랑말랑하거나, 들어가는 느낌, 처지는 듯한 느낌이 든다면 이것은 비정상적인 근육입니다.

정상적인 인대는 탄력이 없습니다. 2Kg 이상의 힘으로 눌러서 압을 가했을 때 딱딱하다는 느낌이 든다면 이것은 정상적인 인대입니다. 비정상적인 인대는 압을 가했을 때의 느낌이 딱딱하지 않고 튕겨오르는 듯한 탄력이 느껴지거나, 물렁한 느낌이 듭니다. 치료사는 고도의 감각 훈련을 통해서 이러한 방법으로 근육과 인대를 구분해야 할 것입니다. 또한 인대(muscle)와 건(tendon)을 구분할 수 있어야 합니다.

인대는 가늘고 긴 느낌의 것을, 건은 얇으면서 넓은 느낌의 것을 가지고 있습니다. 우리가 알고 있는 건(tendon) 역시 이 구분에 의하면 건이 아니라 인대(muscle)라고 보는 것이 맞습니다. 건이나 인대라는 이름은 결국 인간이 편의상 임의대로 지은 것이므로 우리는 이러한 고정관념에 사로잡혀서 감각을 익혀서는 안 될 것입니다. 고정관념을 버리고 자신의 감각을 온전히 익혔을 때 비로소 T·P·T 치료법에서 필요로 하는 고도의 감각을 익힐 준비가 되었다고 할 수 있습니다.

T·P·T 치료법 14단계는 통증 부위의 상·하, 좌·우측으로 치료사의 감각을 통해 앞서 설명한 인대를 촉지합니다. 그리고 촉지한 상·하, 좌·우측 인대(ligament)의 바로 옆에 가상의 정삼각형을 만듭니다. 여기서 주의할 점은 통증 부위를 기준으로 상·하, 좌·우를 짝으로 정삼각형을 만들어야 합니다. 이렇게 인대를 촉지하고 정삼각형을 짝지어 만들었다면 T·P·T 레이저 2-1-2 조사법을 각각 실행합니다. 단, 여기서 주의해야 할 점은 상·하, 좌·우측 인대를 직접 조사하면 안 됩니다. 더 정확하게 말하면 뼈나 인대의 바로 옆 공간(空間, space)에 T·P·T 레이저를 조사해야 합니다. T·P·T 치료법 14단계의 예시를 적용하겠습니다.

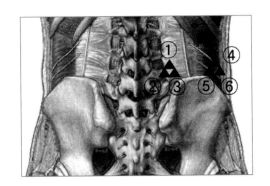

①②③ 통증 부위의 주변을 촉지하여 좌측 인대에 가상의 정삼각형을

만듭니다. 그리고 정삼각형의 세 꼭짓점에 각각 T·P·T 레이저 2-1-2 조

사법을 실행합니다.

④⑤⑥ 통증 부위의 주변을 촉지하여 우측 인대에 가상의 정삼각형을

만듭니다. 그리고 정삼각형의 세 꼭짓점에 각각 T·P·T 레이저 2-1-2 조

사법을 실행합니다.

18 T·P·T 1세대 치료법 - 15단계

통증 부위의 수직·수평 대응점에
T·P·T 레이저를 조사한다

|||||||||| T·P·T 치료법 15단계를 위해 치료사는 통증 부위 주변의 뼈를 촉지합니다. 그리고 촉지한 뼈를 기준으로 통증 부위가 상측에 위치하면 하측으로, 내측에 위치하면 외측으로 가상의 정삼각형을 만듭니다. 즉, 통증 부위의 수직 또는 수평의 대응지점에 T·P·T 치료법 15단계를 실행합니다. T·P·T 치료법 15단계의 예시를 적용하겠습니다.

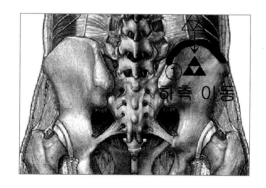

① 통증 부위의 주변을 촉지합니다. 통증 부위 아래쪽으로 오른쪽 장골능(iliac crest)이 촉지됩니다. 장골능을 기준으로 했을 때 통증 부위는 장골능의 상측에 위치해 있습니다. 따라서 통증 부위가 상측에 위치하면 하측으로, 내측에 위치하면 외측으로 정삼각형을 만드는 방법에 따라 장골능의 하측으로 이동해서 가상의 정삼각형을 만듭니다. 그리고 정삼각형의 세 꼭짓점에 각각 T·P·T 레이저 2-1-2 조사법을 실행합니다.

T·P·T 1세대 치료법 - 16단계
견갑골에 T·P·T 레이저를 조사한다

|||||||||| 　　T·P·T 치료법 16단계를 실행하기 이전에 치료사는 매뉴얼을 실행합니다. T·P·T 치료법 16단계의 매뉴얼은 뼈치기(punch the bone)법입니다. 뼈치기법은 치료사의 주먹을 이용하여 환자의 특정 위치의 뼈를 내리치는 방법입니다. 이것은 환자의 통증 부위에 따라 적용하는 위치가 달라집니다. 환자의 통증 부위가 어깨(shoulder)인 경우 뼈치기법 적용 부위는 다음과 같습니다.

- 환자는 앉은 자세를 취합니다.
- 치료사는 환자의 통증 부위 쪽에 선 자세를 취합니다. 그리고 환자의 팔을 90도 들어 올립니다.
- 이때 환자의 손등이 위쪽으로 오게 합니다.
- 치료사는 환자의 어깨를 지지한 상태에서 어깨 관절에서 팔꿈치 관절 방향으로 5Cm 아래쪽의 지점(상완골 상단)을 주먹으로 70회 칩니다.

　　환자의 통증 부위가 팔꿈치(elbow)인 경우 뼈치기법 적용 부위는 다음과 같습니다.

- 환자는 엎드린 자세를 취합니다.

- 치료사는 환자의 통증 부위 쪽에 위치합니다.

- 그리고 환자의 팔을 90도 들어 올립니다. 이때 환자의 손등이 위쪽으로 오게 합니다.

- 치료사는 환자의 팔꿈치를 지지한 상태에서 팔꿈치 관절에서 어깨 관절 방향으로 5Cm 위쪽의 지점(상완골 하단)을 주먹으로 70회 칩니다.

환자의 통증 부위가 손목(wrist)인 경우 뼈치기법 적용 부위는 다음과 같습니다.

- 환자는 앉은 자세를 취합니다. 환자는 손등이 위로 오게 한 상태로 손목을 테이블이나 침대 위에 놓습니다.

- 치료사는 환자의 손목을 고정한 상태에서 손목관절에서 팔꿈치 관절 방향으로 5Cm 위쪽 지점(전완골 하단)을 주먹으로 70회 칩니다.

환자의 통증 부위가 무릎(knee)인 경우 뼈치기법 적용 부위는 다음과 같습니다.

- 환자는 엎드린 자세를 취합니다.

- 그리고 무릎을 90도 정도 구부려서 종골(calcaneus : 발 뒤꿈치뼈)이 위로 향하도록 합니다.

- 이때 환자의 슬개골 중심과 종골의 중심이 일치하도록 치료사는 환자의 발과 발목을 조절해서 맞춥니다.

- 치료사는 환자의 발목을 고정한 상태에서 주먹으로 종골의 중심을 70회 칩니다.

환자의 통증 부위가 발목(ankle)인 경우 뼈치기법 적용 부위는 다음과 같습니다.

● 환자는 바로 누운 자세를 취합니다.

● 무릎을 완전히 펴고, 종골의 중심이 침대나 바닥에 닿도록 발목을 편안하게 내려 놓습니다.

● 치료사는 환자의 발목을 손으로 고정한 상태에서 발목 관절 중심을 주먹으로 70 회 칩니다.

환자의 통증 부위가 어깨, 팔꿈치, 손목, 무릎, 발목을 제외한 다른 부분일 경우 뼈치기법 적용 부위는 다음과 같습니다.

● 환자는 엎드린 자세를 취합니다. 그리고 T·P·T 치료법 기본 자세를 취합니다.

● 치료사는 환자의 천골(sacrum) 중심을 촉지합니다. 그리고 주먹으로 100회 칩니다.

● 특히 천골 뼈치기법은 척추의 정렬이 맞지 않거나, 특히 통증 부위가 목과 허리일 경우 적용합니다.

T·P·T 치료법 16단계는 환자의 통증 부위 쪽에 있는 견갑골에 적용합니다. 치료사는 환자의 견갑골을 촉지합니다. 통증 부위가 오른쪽이면 오른쪽 견갑골을, 통증 부위가 왼쪽이면 왼쪽 견갑골을 촉지합니다. 그리고 견갑골의 중심에 가상의 정삼각형을 만듭니다. 가상 정삼각형의 세 꼭짓점에 각각 T·P·T 레이저 2-1-2 조사법을 실행합니다. T·P·T 치료법 16단계의 예시를 적용하겠습니다.

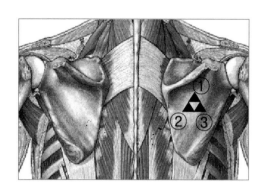

① ② ③ 환자의 통증 부위가 오른쪽 허리 부분이므로, 오른쪽 견갑골을 촉지합니다. 그리고 오른쪽 견갑골의 중심에 가상의 정삼각형을 만듭니다. 정삼각형의 세 꼭짓점에 각각 T·P·T 레이저 2-1-2 조사법을 실행합니다.

T·P·T 1세대 치료법 - 17단계
통증 부위 근처에서 T·P·T 점액낭을 촉지한다

||||||||| T·P·T 치료법 17단계에서 19단계까지는 치료사의 감각에 의한 촉지를 이용하는 치료법입니다. 이러한 감각은 환자의 상태에 따라서 다르게 느낄 수 있습니다. 따라서 이 단계에서 기존의 예시를 적용할 수 없음을 알려 드립니다. T·P·T 치료법 17단계에서 19단계까지 치료법을 적용함에 있어서 치료사는 자신의 감각을 믿고, 자신감 있게 촉지하고 실행해야 합니다.

T·P·T 치료법 17단계를 위해 치료사는 환자의 통증 부위 근처에서 T·P·T 점액낭을 촉지해야 합니다. 점액낭(bursa)은 미끌거리고 끈적이는 점액을 둘러싸고 있는 얇은 막 주머니를 말합니다. 이것은 근육(muscle)과 근육(muscle) 사이, 근육(muscle)과 인대(ligament) 사이, 건(tendon)과 건(tendon)의 사이, 관절낭(articular capsule)과 뼈(bone) 사이 등과 같이 마찰력이 발생되는 지역에 위치하여 마찰과 충격 등을 완화해 주는 역할을 합니다.

치료사는 T·P·T 점액낭 촉지를 위해 통증 부위 주변을 엄지와 검지를 이용해서 1cm 정도의 두께로 환자의 피부를 가볍게 꼬집습니다. 이때 환자의 반응을 치료사는 잘 살펴야 합니다. 환자가 꼬집는 부위가 아프지 않고, 통증이 없다고 이야기하는 곳이 바로 T·P·T 점액낭이 위치한 곳입니다. 치료사는 점액낭을 촉지할 때 통증 부위 주변을 세밀하게 찾아야 합니다. 통증 부위에서 가장 가까운 점액낭을 촉지했다면, 이곳에 가상의 정삼각형을 만듭니다. 그리고 정삼각형의 세 꼭짓점에 각각 T·P·T 레이저 2-1-2 조사법을 실행합니다.

T·P·T 1세대 치료법 - 18단계
인대와 인대 사이에 T·P·T 레이저를 조사한다

|||||||||| T·P·T 치료법 18단계를 위해 치료사는 환자의 T·P·T 점액낭 근처에서 인대를 촉지해야 합니다. 앞서 이야기 했던 것처럼 점액낭의 역할은 조직들 사이에서 마찰과 충격을 완화해주는 역할을 합니다. 특히 탄력이 없는 인대와 인대 사이에서의 점액낭은 더욱 더 그러하며, 이런 기능으로 인해 점액낭은 인대의 밑부분에 위치하고 있습니다. 즉, 점액낭의 주변에는 인대가 촉지된다는 것을 치료사는 인지할 수 있습니다. 물론, 근육과 인대 사이에도 점액낭은 존재합니다. 하지만 치료사는 근육과 인대의 차이점을 이용해 인대를 촉지할 수 있습니다.

치료사는 통증 부위와 점액낭 사이의 공간에서 인대를 찾아 자신의 손가락으로 압을 가해 인대를 따라 주행하면서 인대 옆 공간을 눌러봅니다. 이때 약간 쏙 들어가면서 끼는 듯한 느낌과 함께 환자가 통증을 호소하는 부분을 찾습니다. 이러한 통증점은 환자의 관절 사이의 공간을 벌리는 동작(외회전, 외전)을 취했을 때 더욱 잘 나타납니다. 치료사는 이렇게 찾아낸 인대와 인대 사이의 공간에 가상의 정삼각형을 만듭니다. 그리고 정삼각형 세 꼭짓점에 각각 T·P·T 레이저 2-1-2 조사법을 실행합니다.

T·P·T 1세대 치료법 - 19단계

통증 부위와 가까운 인대에
T·P·T 레이저를 조사한다

||||||||| T·P·T 치료법 19단계는 전 단계인 18단계와 연결해서 실행하면 됩니다. 치료사는 환자의 관절을 벌리는 동작(외회전, 외전)을 취한 상태에서 18단계에서 촉지한 인대를 따라 주행해 나갑니다. 이때 인대를 따라 촉지하며, 주행하는 방향은 통증 부위 방향으로 향합니다.

그리고 통증 부위와 가장 가까운 지점에 다다르면 치료사는 그 지점에 가상의 정삼각형을 만듭니다.

즉, T·P·T 치료법 19단계에서는 통증 부위와 가장 가까운 인대에 직접 T·P·T 레이저를 조사하는 방법입니다. 치료사는 정삼각형의 세 꼭짓점에 각각 T·P·T 레이저 2-1-2 조사법을 실행합니다.

23 T·P·T 1세대 치료법 - 20단계
T·P·T 레이저를 연속적으로 조사한다

||||||||| T·P·T 치료법 20단계는 T·P·T 레이저를 연속으로 비추면서 그려나가는 치료법입니다. 치료사는 환자의 천골(sacrum)을 촉지합니다. 그리고 T·P·T 레이저를 몸에서 0.5Cm 정도 띄운 상태로 빛을 연속해서 조사합니다. 레이저 빛을 연속 조사하면서 천골의 모양을 따라 빛을 비추면서 역정삼각형(천골의 모양은 밑변이 위로 향한 역삼각형의 모양을 띠고 있습니다)을 1회 그려나갑니다. 그 후 통증 부위의 대응 극돌기와 수평 극돌기에 동일한 방법으로 T·P·T 레이저를 연속으로 조사하면서 역정삼각형을 각각 1회씩 그립니다. 마지막으로 통증 부위의 중심 지점에 역정삼각형을 1회 그립니다.

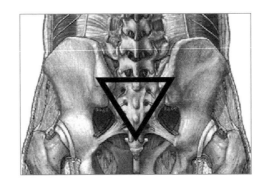

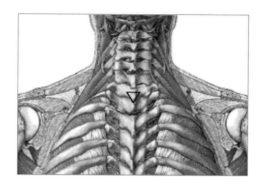

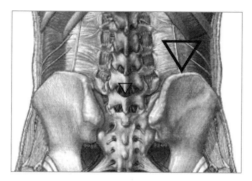

T·P·T 1세대 치료법 - 11단계~20단계 효과

T·P·T 치료법 11단계~20단계는 고단계의 효과를 보입니다. 이러한 효과에 대한

반응은 다음과 같습니다.

1. 연관 또는 반사 또는 내·외적인 모든 방해요소가 있어도 70% 정도의 치료 효

과를 기대할 수 있습니다.

T·P·T 치료법의 진단은 통증의 원인이 되는
지점을 찾는 데 있습니다. 그리고 진단과 함께
통증 원인에 대한 치료가 동시에 이루어지는
진단법입니다. T·P·T 치료법의 진단을 위해
근원 원인을 찾는 방법을 소개합니다.

chapter 07

T · P · T 치료의
조금 특별한 진단법

01 T·P·T 치료법의 진단 도구는 직각삼각형이어야 한다

|||||||| T·P·T 치료법의 진단은 환자의 통증의 원인이 되는 지점을 찾는 방법입니다. 물론 앞서 설명한 대로 시간이 지나고, 만성적인 통증일수록 원인이 되는 지점은 '근원 원인' 과 수많은 '가지 원인' 이 새로 나타날 것입니다. T·P·T 치료법의 진단은 환자가 현재 느끼고 있는 통증 부위의 원인이 되는 지점을 찾기 위한 방법입니다. 그리고 진단과 함께 통증 원인에 대한 치료가 동시에 이루어지는 진단법입니다.

T·P·T 치료법의 진단을 위해서는 새로운 한 가지 도구가 필요합니다. 진단을 위해서는 환자의 몸을 진단 도구로 압을 가하여 눌러야 하는데, 그러기 위해서는 기존의 T·P·T 레이저로는 불가능하기 때문입니다. 진단 도구는 무르지 않고 딱딱한 재질의 것이면 되는데, 여기서 주의할 점은 **반드시 환자의 몸에 닿는 부분의 기호는 직각삼각형이어야 합니다.**

진단 도구는 빛을 이용하는 것이 아니기 때문에 정보의 파장을 더 크게 하는 기호의 상징성이 필요합니다. 그것은 바로 직각삼각형 형태의 기호이며, 그 기호의 상징성은 다음과 같습니다.

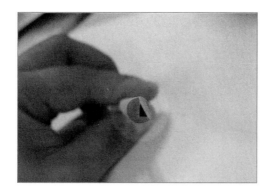

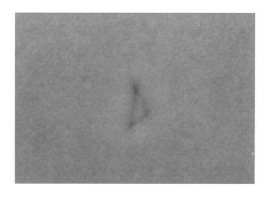

▲ 직각삼각형의 T·P·T 진단 도구와 도구로 환자 피부에 눌렀을 때 표시

인체의 구조는 종이 위의 1, 2차원적인 구조가 아닌 3차원적인 관점을 가지고 적용을 해야 할 것입니다. 이에 따라 3차원 파동의 가장 간단한 예인 평면파를 이야기 해보면, 평면파는 주어진 시간에 대해 일정한 위상분포가 진행방향에 대해 직각인 면을 이루고 있습니다. 또한 네덜란드 출신 과학자 닐스 보어(Niels Henrik David Bohr)의 가설에 의하면 "세포의 원자핵 주위 입자들의 원운동 및 회전(spin) 또한 세 가지 방향(좌표로 말하자면 X,Y,Z)에서 up & down spin 되는데 이들 모두의 운동 형태는 직

각 형태의 진동운동을 이루고 있기에, 일정하고 지속적인 형태의 파동과 파장이 있으려면 직각의 형태로서 존재해야 한다."고 말합니다. 이러한 형태로 인해 지속적인 진동을 유도할 수 있을 것입니다.

물체가 원운동을 하는 것은 물체 스스로 방향을 쉼 없이 틀면서 원운동하는 것처럼 보이지만, 실제로 물체의 운동 방향과 평행으로 작용하든지, 수직으로 작용하든지 이 두 가지 힘이 작용하는 것입니다. 즉, 이것을 T·P·T의 개념으로 들고 왔을 때 환자에게 전달되는 파동의 평행한 힘과 함께 수직적인 직각 형태의 힘이 같이 조화가 됨이 필요하다는 것을 알 수 있습니다. 직각삼각형을 얘기하면 가장 먼저 우리는 피타고라스의 정리가 떠오를 것입니다. 이는 직각삼각형의 3개의 변을 A, B, C라 하고 C에 대한 대각이 직각일 때 $A^2+B^2=C^2$로 됨을 뜻하는 것입니다. 고대 그리스의 피타고라스가 처음으로 증명했다고 하여 '피타고라스의 정리'라고 합니다.

이것의 특별한 경우로서 3변이 3∶4∶5의 비율인 삼각형이 직각삼각형으로 된다는 것은 그보다 훨씬 이전부터 고대 이집트, 바빌로니아, 인도, 중국 등에서도 알려져 있었습니다. 고대 이집트나 인도의 측량사들은 직각을 만들 줄 알았는데, 그들은 직각을 만들 때 일정한 간격으로 매듭을 지은 밧줄을 이용했습니다.

이집트인들은 3∶4∶5의 비율을, 인도에서는 15∶36∶39의 비율을 사용했는데 결과는 같게 나왔습니다. 서양에서는 이러한 비율을 황금비율이라고 하여 오래전부터 여러 분야에서 사용해왔습니다. 동양에서도 〈

구장산술(九章算術)〉은 동양의 도형학과 수학의 근간이 되는 책으로 제9권 구고(句股)편에서 직각삼각형에 대해 설명하고 있습니다. 비록 서양의 피타고라스 정리처럼 밑변과 높이의 제곱의 합은 빗변의 제곱의 합과 같다는 식의 일반화 된 공식을 제시하고 있지는 않지만, 제시된 많은 문제를 통하여 그 원리를 설명하고 있으며, 그 특수 예로서 3:4:5의 비례를 제시하고 있습니다.

직각삼각형을 대표하는 특수 예인 3:4:5의 비례는 우리나라 건축에서도 역시 가장 일반적으로 사용되었던 비례 중 하나였습니다. 이를 볼 때 정삼각형이 '무한한 존재의 상징성' 이었다면, 직각삼각형은 '상징성에 실용성까지 더한 더 높은 차원의 기호' 라고 할 수 있습니다.

T·P·T 치료법의 진단 중
근원 원인을 찾는 방법 6가지

‖‖‖‖‖‖‖ ❶ T·P·T 진단법을 위해 환자는 바로 누운 자세를 취한 후 몸의 긴장을 풀고, 편안하게 몸을 이완시킵니다. 이때 치료사는 환자의 발가락 쪽에 위치합니다. 그리고 환자의 좌우 각각 5개의 발가락의 가장 끝마디 관절(DIP Joint)을 굴곡(flexion)시킵니다. 발가락을 발바닥 쪽으로 구부립니다. 환자의 환부가 몸의 중심을 기준으로 오른쪽이면 오른쪽 발의 발가락을 구부립니다. 환자의 환부가 몸의 중심을 기준으로 왼쪽이면 왼쪽 발의 발가락을 구부립니다. 이때 발가락을 굴곡시킬 때는 각각의 끝마디 관절 아래쪽(발목 방향 혹은 PIP Joint 방향) 3mm 이내 지점을 치료사의 손가락으로 고정한 후 굴곡시켜야 합니다. 고정이 정확해야 끝마디 관절이 움직이는 느낌을 정확하게 촉지할 수 있습니다. 끝마디 관절을 굴곡하면 마지막 지점에서 한계가 느껴지는데, 이때 그 한계를 넘어서 조금 더 굴곡이 되는 발가락은 정상입니다. 만약 마지막 지점에서 한계를 넘어서 조금 더 굴곡시켰을 때 뻣뻣하거나 딱딱함, 굳은 듯하는 느낌을 주면서 굴곡이 되지 않는다면 이 발가락은 비정상이며, 바로 이러한 발가락을 찾아야 합니다.

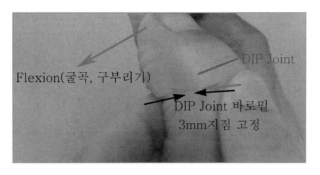

Flexion(굴곡, 구부리기)

DIP Joint

DIP Joint 바로밑
3mm지점 고정

▲ 발가락 굴곡법

❷ 비정상적인 발가락을 찾았으면 T·P·T 진단 도구를 사용해서 몸의 각기 다른 세 부분에 찍어야 하는데, 환자가 통증을 느끼지 않는 범위에 서의 적당한 힘으로 1회씩만 각각 눌러서 찍습니다.

T·P·T 진단 도구를 적용하는 세 부분은 다음과 같습니다. 첫 번째는 비정상적인 발가락의 끝마디 관절(DIP Jt.) 중심에 1회 눌러 찍습니다. 두 번째는 환자의 통증 부위 중심에 1회 눌러 찍습니다. 마지막으로 발가락 을 좌우로 둘로 나누는 가상의 중심선을 긋고, 통증 부위가 환자의 전면 (anterior, 앞의)에 있으면 가상의 중심선을 기준으로 내측(medial)에 1회 눌러 찍습니다. 이때 오른쪽 발가락은 그것을 좌우로 나누는 가상의 중심선을 기준으로 왼쪽 부분이 내측, 오른쪽 부분이 외측입니다. 왼쪽 발가락은 그것을 좌우로 나누는 가상의 중심선을 기준으로 왼쪽 부분이 외측, 오 른쪽 부분이 내측입니다. 통증 부위가 환자의 후면(posterior, 뒤의)에 있으 면 가상의 중심선을 기준으로 외측(lateral)에 1회 눌러 찍습니다.

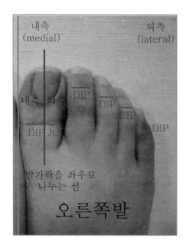
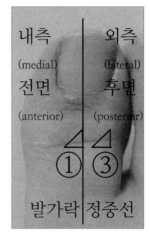

▲◀ T·P·T 치료법 20단계의 '오른쪽 허리 아픈 환자'의 예시를 그대로 적용하면 다음과 같습니다. 환자의 통증 부위가 오른쪽이므로, 치료사는 오른쪽 발가락 5개의 DIP관절을 굴곡시켜서 뻣뻣하거나 저항감을 보이면서 더 이상 부드럽게 구부러지지 않는 비정상적인 느낌의 발가락을 찾습니다. 이것을 예시에서는 '오른쪽 엄지발가락'으로 하겠습니다.

▲▶ 환자의 오른쪽 엄지발가락은 인체를 좌우로 나누는 정중선을 기준으로 해서 왼쪽 부분이 내측, 오른쪽 부분이 외측으로 구분됩니다. T·P·T 진단 도구로 DIP관절 중심(①번 지점), 통증 부위 중심(오른쪽 허리 부위), 아픈 통증 부위가 인체의 후면에 위치하기 때문에 외측·후면의 지점(③번 지점)에 각각 1회씩 눌러 찍습니다.

❸ 환자의 통증 부위 쪽의 슬개골(patella)을 치료사는 촉지합니다. 그리고 치료사는 슬개골을 상, 중, 하의 3부분으로 구분하는 가상의 선 2개를 긋습니다. 상, 중, 하의 각 부분에 T·P·T 진단 도구로 일렬로 각각 5회씩 눌러 찍습니다. 총 15회를 찍은 후 치료사는 환자의 슬개골을 잡고, 위로 올려보고(상), 아래로 내려보고(하), 위쪽에서 아래쪽으로 눌러보고

(중), 내측으로 밀어보고(내), 외측으로 밀어(외)봅니다.

정상적인 느낌은 치료사가 움직이는 방향으로 부드럽게 움직이지만, 비정상적인 느낌은 뻣뻣하거나, 꾸덕꾸덕하거나, 저항감에 잘 움직이지 않는 느낌입니다. 치료사는 슬개골을 움직여보며 비정상적인 방향을 찾습니다. 단, 슬개골을 위쪽에서 아래쪽으로 눌러보는 (중)방향은 다른 방향과는 달리 단단하거나, 탄력이 느껴지는 것이 정상적인 느낌이며, 물렁하거나 푹 들어가는 느낌이 드는 것이 비정상의 느낌입니다.

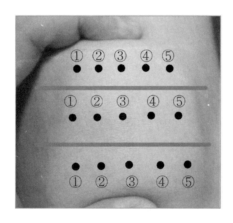

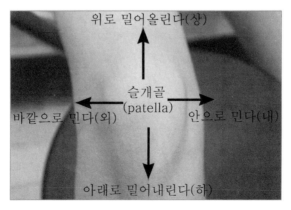

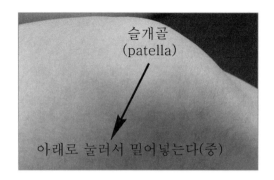

슬개골
(patella)

아래로 눌러서 밀어넣는다(중)

▲ 치료사는 환자의 슬개골을 촉지하여 잡습니다. 환자의 허리 통증 부위가 오른쪽이므로, 오른쪽 무릎의 슬개골을 잡습니다. 그리고는 슬개골을 3부분으로 나누는 임의의 가상선 2개를 그은 뒤, 나뉜 각각의 부분에 T·P·T 진단 도구를 이용해서 5회씩 눌러 찍습니다.

이렇게 각 부분에 5회씩, 총 15번을 눌러 찍은 뒤 치료사는 환자의 슬개골을 상, 중, 하, 내, 외의 5방향으로 밀거나, 누르면서 뻣뻣하거나 저항감에 잘 움직이지 않는 비정상적인 방향을 찾습니다. 중 방향은 아래로 눌러서 물렁하거나 푹 들어가는 느낌이 듭니다.

슬개골을 통해서 5방향이 나왔으면 그것을 인체의 몸 범위에 적용합니다. 여기서 (상)방향은 머리에서 C7(경추 7번)까지의 범위입니다. (중)방향은 팔 전체를 포함하고, T1(흉추 1번)에서 T10(흉추 10번)까지의 범위입니다. (하)방향은 T11(흉추 11번)에서 발가락까지의 범위입니다. (내)방향은 몸을 좌우로 나누는 정중선에 가까운 쪽 범위인데, (내)와 (외)를 구분하는 경계는 환자의 무릎(슬개골)을 절반으로 나누는 선을 머리와 발가락 쪽으로 연장시켜서 생각합니다. (외)방향은 정중선의 바깥쪽의 범위입니다. 즉 (상), (중), (하)의 범위가 인체를 가로로 구분하는 형태라면, (내), (외)의 범위는 인체를 세로로 구분하는 형태입니다.

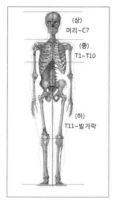
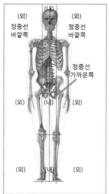

❹ 슬개골을 통해 5방향이 나왔다면 그 후, 환자 흉골(sternum)의 중심을 치료사의 손으로 20회 정도 문지릅니다. 그리고 흉골의 중심에서 8방위, 예를 들어 나침반의 방향을 기준으로 하자면 North(북), NE(북동), East(동), SE(남동), South(남), SW(남서), West(서), NW(북서)의 방향으로 5mm 정도 떨어진 지점에 T·P·T 진단 도구로 각각 2초간 눌러 찍습니다. 치료사는 환자의 흉골을 누르면서 딱딱하지 않은 가장 물렁한 곳을 찾고, 그곳이 흉골의 8방위 중 어느 쪽인지를 확인합니다. 흉골을 찍어 8방위 중 가장 물렁하게 느껴지는 부분을 슬개골의 5방향과 함께 적용합니다. 예를 들어서 슬개골의 5방향 중 '(중)'의 방향이 나왔고, 흉골의 8방위 중 'NW 방위'가 나왔다면 환자의 통증 원인은 T1~T11의 범위의 중심에서 NE 방위로 일직선을 그었을 때 그 선이 지나는 어느 부분에 원인이 있다고 할 수 있습니다.

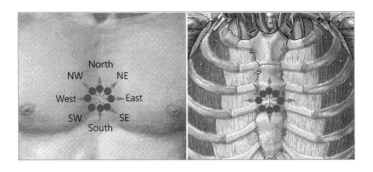

▲ 환자의 오른쪽 허리 통증의 원인이 되는 지점을 슬개골의 5방향과 흉골의 8방위를 이용해서
조금 더 구체적인 원인 지점을 찾을 수 있습니다.

❺ 5방향 8방위를 이용해서 어느 범위의 어느 방향이 정해졌다면 마지
막으로 이 방향 안에서의 범위를 조금 더 구체적으로 찾아야 합니다. 그
것은 처음에 찾은 비정상적인 발가락의 DIP관절을 이용해서 알 수가 있
습니다. 앞서 통증 부위가 전면이면 내측에, 후면이면 외측에 T·P·T 진
단 도구를 사용해서 눌러 찍으라고 설명한 바 있습니다. 이번에는 내측
또는 외측의 DIP 관절을 다시 3부분으로 나눕니다. 그리고 각 부분의 중
심에 T·P·T 진단 도구를 이용해서 3초간 눌러 찍습니다. 이때 발가락은
구부린 상태에서 눌러서 가장 물렁한 곳을 찾습니다. 이것을 발가락을
내·외측으로 나누는 정중선을 기준으로, 정중선 가까운 부분을 (내),
가운데를 (중), 정중선에서 가장 먼 곳을 (외)로 진단하며, 이것은 흉골
에서 나온 8방위와 함께 대입시켜서 최종적인 통증 원인 유발 범위를 진
단할 수 있습니다. 단, 여기서 파악되는 범위는 입체적으로 전면에서 후
면까지 통틀어서 모두 포함하는 3차원적인 범위입니다.

❻ 현재 통증 부위의 원인 유발지를 진단했다면 그 범위의 중심 부분에 가상의 육망성(헥사그램)을 그립니다. 그리고 6개의 육망성 꼭짓점에 T·P·T 레이저로 1초간 조사합니다.

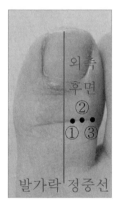 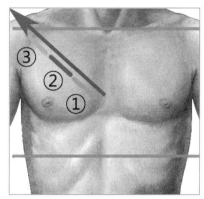

▲ 5방향 8방위를 통해 어느 정도 통증 유발지의 범위가 좁혀졌다면, 처음에 찾았던 비정상적인 발가락을 다시 이용해서 그 범위를 세밀하게 재진단 해야 합니다. 환자의 비정상적인 발가락이 오른쪽 엄지발가락이며, 통증 부위가 후면에 위치하고 있기 때문에 발가락에서 후면을 나타내는 외측부분의 DIP 관절을 촉지한 후 이 관절을 가상으로 3부분으로 나눕니다. 그리고 그 3부분 각각의 중심(①번, ②번, ③번 지점)에 T·P·T 진단 도구를 이용해서 눌러 찍으면서, 흉골병의 8방위 찾기처럼 가장 물렁한 부분을 찾습니다. 발가락의 정중선에서 가까운 ①번 지점은 흉골에서 찾은 5방향 8방위 범위의 ①번과 같습니다. ②번 지점은 흉골에서 찾은 5방향 8방위 범위의 ②번과 같습니다. ③번 지점은 흉골에서 찾은 5방향 8방위 범위의 ③번과 같습니다. 예시에서는 가장 물렁한 부분을 ①번 지점이라고 가정하겠습니다.

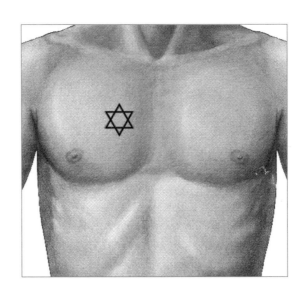

▲ 마지막으로 ①번 지점의 중앙 부위에 육망성(헥사그램)을 가상으로 만든 후, 6개의 꼭짓점에 T·P·T 레이저를 이용해서 1초간 조사합니다.

T·P·T 진단법에서 치료사는 환자의 통증 부위의 오른쪽 발 또는 왼쪽 발을 이용해서 비정상적인 발가락을 촉지하는데, 이때 엄지발가락(1지) 부터 새끼발가락(5지)과 연관되는 내장기관은 다음과 같습니다.

- **1지(엄지발가락)** - 간, 눈, 다리 혈관, 복부 횡격막, 잇몸, 성대, 자율신경(상의 자율 신경), 척수, 소뇌, 모든 액, 털
- **2지** - 심장, 소장, 관절공간, 자율신경(하의 자율신경), 담도, 흉선, 편도, 비중격, 비 중격동, 어깨에서 손가락의 감각신경, 뇌핵, 골격근
- **3지** - 위, 비장, 연골, 림프선(액), 세뇨관, 갑상샘, 얼굴 피부, 대뇌 피질, 선, 요도, 고환

- **4지** - 폐, 대장, 점액낭, 복막, 심근, 이석, 인대, 신경, 혈, 혈도

- **5지** - 뇌 12신경, 뼈, 혈관, 손·발톱, 차크라, 신장, 방광, 뇌섬유

각각의 발가락이 포함하고 있는 내장기관은 그 종류가 너무 광범위하기 때문에 이것을 척추의 극돌기와 연관해서 더 세분해서 찾아야 합니다. 척추의 극돌기와 연관되는 내장기관은 〈표3〉과 같습니다.

내장기관 부위의 T·P·T 치료법은 치료사는 '발가락과 관련된 내장기관 목록'과 '척추 극돌기와 관련된 내장기관 목록'을 비교하면서 해당 내장기관이 있는 척추 극돌기에 T·P·T 레이저로 육망성(헥사그램)을 연속 조사하면서 그리면 됩니다.

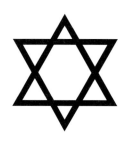

◀ T·P·T 레이저 연속 조사로
그리는 육망성(헥사그램) 모양

〈표3〉 척추의 극돌기와 연관되는 내장기관 목록

극돌기	척추 극돌기와 연관되는 내장 기관
C1 (경추 1번)	갑상샘, 뇌하수체, 흉선, 얼굴뼈, 섬유디스크(핵)
C2 (경추 2번)	눈, 시신경, 청신경, 이마, 코, 잇몸
C3 (경추 3번)	목젖
C4 (경추 4번)	성대, 인두, 유스타키씨관, 팔, 손뼈
C5 (경추 5번)	기관, 허리디스크(핵)
C6 (경추 6번)	혀, 고막, 이소골, 등골, 침골, 와우, 세반고리, 고관절, 침
C7 (경추 7번)	치아, 편도, 나팔관, 물혹
T1 (흉추 1번)	폐(세기관지), 심근
T2 (흉추 2번)	기관지, 심장, 근, 심포, 밸브, 기
T3 (흉추 3번)	어깨연골, 손가락, 팔꿈치, 손목, 폐(포), 늑막, 폐엽
T4 (흉추 4번)	담도, 간담관
T5 (흉추 5번)	간, 쓸개
T6 (흉추 6번)	위, 점막
T7 (흉추 7번)	십이지장, 종격동, 대퇴뼈
T8 (흉추 8번)	췌장
T9 (흉추 9번)	림프
T10 (흉추 10번)	인대, 골막, 당뇨, 위장운동
T11 (흉추 11번)	부신 및 모든 호르몬
T12 (흉추 12번)	소장, 자율신경, 감각신경, 십이지장, 4th~5th 손가락
L1 (요추 1번)	건, 대장, 항문
L2 (요추 2번)	콩팥, 맹장, 회맹판, 요관
L3 (요추 3번)	연골, 무릎
L4 (요추 4번)	방광, 사정선
L5 (요추 5번)	전립샘, 고환, 부고환, 정방, 요도, 뼈의 틀어짐
SA1 (천골 1번)	항문구멍
SA2 (천골 2번)	골반횡격막
SA3 (천골 3번)	활액선
SA4 (천골 4번)	

chapter 08

T·P·T 치료법으로
효과본 사람들

T·P·T 치료법의 연구 결과를 위해 환자들을 선별, 치료하던 중 몇몇 환자들의 치료 사례를 따로 뽑아 정리한 것입니다. 환자들의 개인 신상 보호를 위해 일부 정보는 공개하지 않습니다.

팔의 통증과 저림이
개선됐다며 좋아했다

전○○(F / 76년생) 씨 치료 사례

환자는 처음에 목이 아픈 것은 아니고, 오른쪽 방향으로 목 라인에서 어깨 쪽으로 물건을 들어도 빠질 것 같은 느낌, 밑에서 당기는 느낌, 물건을 들고 있어도 저린 듯한 느낌이 들어서 팔을 한 번씩은 돌리면서 풀어 줘야 한다고 했습니다. 그리고 통증이 심할 경우에는 몸에 팔을 딱 붙이고 있어야 조금 나아진다고 했습니다. 팔이 저리는 듯한 증상이 나타난 것은 꽤 오래 되었으며, 그전에는 피곤해서 그런가보다고 생각했습니다. 특별한 직업은 없지만, 집에 자녀가 4명이 있어서 가사 일에 전념하기에도 많이 바쁘다고 했습니다.

환자는 오른손잡이인데, 특히 아프지 않을 때도 왼손으로 물건을 드는 힘이 약해서 오른손을 평소에도 자주 쓰는데 치료를 받으면서 오른손을 쉬게 하고 왼손을 더 많이 쓰려고 하지만 갑갑함에 결국 아픈 오른손을 쓰게 된다고 했습니다. 그리고 한 번씩 머리 뒤쪽에서부터 '쩍' 하면서 당기는 느낌을 받은 적이 있다고 했습니다. 평소 방광 쪽이 좋지 않아서 방광염 같은 질환에 자주 걸리며, 1999년도 심장빈맥 수술을 받았으며, 2006년도에는 MRI 검사 결과 허리디스크 5급 판정과 함께 2004

년에서 2005년도에 걸쳐 교통사고가 연달아 일어나서 목과 허리에 영향을 많이 끼친 것이 아닌가 하는 생각을 하고 있었습니다. 이런 상태에서 환자의 오른쪽 목과 어깨 쪽으로 T·P·T 치료를 실시했으며, 총 4회 동안 치료를 했습니다.

환자는 T·P·T 치료 이후, 치료 전과 비교해서 오른쪽 견갑골 하부(겨드랑이 부분) 방향 쪽과 어깨 상부 통증이 95% 정도 감소했고, 불편함이 완전히 없어졌다고 말했습니다. 그리고 신기한 점은 T·P·T 치료를 받기 전에는 화장실에서 소변을 보면 뭔가 찜찜함과 함께 잔뇨감이 많이 남아서 불편했는데, T·P·T 치료 이후에 소변을 잘 보며, 화장실에 다녀왔을 때 시원하다는 느낌이 든다고 이야기했습니다.

기존에 받아오던 치료는 하루도 빠지지 않고 3주 정도 받았을 때 통증이 30% 정도 좋아진다고 느껴왔는데, T·P·T 치료는 그것과는 비교조차 안 될 정도로 통증이 완전히 없어져서 굉장한 만족감과 신뢰감을 느끼게 되었다고 이야기했습니다.

워커 없이 걷게 되면서
기적을 만들어내다!

김○○(F / 33년생) 씨 치료 사례

환자는 2010년 7월 1일 교통사고로 입원했습니다. 교통사고로 인해 오른쪽 발목 외과골절 및 왼쪽 정강이뼈 및 무릎 손상을 받은 환자였습니다. 특히 오른쪽 발목은 골절 손상이 커서 금속 삽입 수술을 통해서 고정했으며, 깁스(cast)를 하고 있었습니다. 8월 27일 본원으로 재입원을 해서 그동안 왼쪽 무릎 및 다리 쪽으로 치료를 받다가, 11월 1일 금속 제거 수술을 받고 본격적인 운동 치료를 실시하게 되었습니다.

앞바퀴가 달린 워커(보조보행기)를 밀면서 보행은 가능하나, 워커에서 두 손을 놓자마자 본인의 체중을 지지할 수 없어서 옆으로 무너지면서 쓰러질 정도로 오른쪽 발목으로 전혀 힘이 들어가지 않는 상태였습니다. 또한 오른쪽 발목을 땅에서 들어올릴 수가 없어서 보행 시 워커를 밀며 발을 땅에서 끌면서 보행을 하고 있었습니다. 이런 상태에서 환자의 오른쪽 발목에 T·P·T 치료를 실시했으며, 총 3회 치료를 하고 난 그 결과는 놀라울 정도였습니다.

환자는 3회 치료 후 워커 없이 두 다리로 약 18미터를 걸었으며, 3층에 위치한 치료실에서 엘리베이터를 타고 5층에 있는 병실의 환자 침대까지 도움 없이 걸을 수 있었습니다. 환자가 3회 만에 두 다리로 걸어서 병실까지 오는 장면을 옆에서 지켜본 많은 환자들은 신기하게 여겼습니다. 특히 환자의 보호자인 며느리는 '기적' 이라는 단어까지 쓰며 놀라워하고, 크게 기뻐했습니다. 또한 워커 없이 걷는 것에 대한 환자의 심적인 두려움은 자신감의 회복으로 대체 되었습니다. 우선 그동안 밥맛이 없어서 밥도 반 그릇만 먹고, 소화하기도 힘들었는데 T·P·T 치료를 시작한 후 이상하게도 밥도 한 그릇씩 잘 먹게 되었고, 소화하기도 편하다며 연신 고맙다는 말을 했습니다.

팔꿈치를 펼 수 있게 되면서
기쁨을 감추지 못했다

전○○(F/65년생) 씨 치료 사례

환자는 2010년 7월경 오른쪽 주관절 외과 골절로 인해 관절 삽입술 수술을 받은 환자였습니다. 그 후 2개월 넘게 치료를 받았지만 오른쪽 주관절의 뻣뻣함과 관절 굳음으로 인해 관절 운동 각도(ROM)의 제한이 발생하고 있는 환자였습니다. 환자는 팔꿈치를 최대한 펴 보았을 때 관절 운동 각도가 30도 이하로 펴지지 않는 상태였으며, 주관절이 회내(손바닥을 아래쪽 방향으로 회전)된 상태이기에 회외(손바닥을 위쪽 방향으로 회전)시키기가 힘든 상태였습니다. 또한 팔꿈치를 최대한 굽혀 보았을 때도 120도 이상으로 굽혀지지 않는 상태였습니다. 환자는 자신의 오른쪽 팔꿈치를 폈을 때 10도 정도까지만 펴지면 정말 좋겠다고 할 정도로 치료에 대한 의지와 목적은 강했습니다.

하지만 2개월 넘는 기간 동안 매일 치료를 받아도 관절이 30도 이하로 더 이상 펴지지 않는다는 결과에 매우 불안해하고, 점점 심리적으로도 힘들어 하는 상태였습니다. 이런 상태인 환자의 오른쪽 주관절에 T·P·T 치료를 실시했으며, 총 11회 치료를 하고 난 그 결과는 환자 스스로도 놀라울 정도였습니다.

환자는 3회 치료 후, 지난 2개월 동안 주사요법, 약물요법, 물리치료 및 운동요법을 꾸준히 했지만 30도 이하로 펴지지 않던 주관절이 T·P·T 치료 3회 만에 처음으로 30도 이하로 펴지게 되었습니다. 그리고 치료 5회 만에 처음으로 20도 이하로 펴지게 되었습니다. 마지막으로 11회 치료 후에 환자가 목표로 한 주관절을 폈을 때 관절 운동 각도 10도까지 증가했습니다. T·P·T 치료를 총 11회까지 한 후 나타난 주관절 변화는 본인 스스로가 느끼기에 굉장히 즐거웠다고 환자가 직접 이야기를 할 정도로 만족도가 높았습니다.

환자의 주관절을 굽혔을 때의 관절 운동 각도(ROM) 변화는 치료 전의 120도에서 치료 후의 138도까지 18도가 증가했습니다. 환자의 주관절을 폈을 때의 관절 운동 각도 변화는 치료 전의 30도에서 치료 후의 10도까지 20도가 증가했습니다. 마지막으로 환자의 회외 운동 각도는 치료 전의 0도에서 치료 후의 45도까지 45도가 증가했습니다.

통증 없이 양반다리를 하게 됐다!

전○○ (F / 64년생) 치료 사례

환자는 2010년 7월 초에 오른쪽 무릎 관절경 수술을 했습니다. 그 이후부터 꾸준하게 치료를 받으면서 오른쪽 무릎은 회복이 많이 되었으나, 갱년기 증상과 겹치면서 날씨가 추워지면 통증이 심하게 나타난다고 했습니다.

그 통증은 항상 무릎 아래쪽(슬개골 하부)에 쌔~한 느낌이 띠처럼 느껴지는 증상이었습니다. 이러한 통증은 마치 파스를 붙인 듯하는 쌔~ 한 것이 항상 느껴져서 기분 나쁘고, 더군다나 약물 처방은 몸에 맞지가 않아서 그런지 아무리 약한 약 성분을 복용해도 몸에서 거북함이 느껴지기 때문에 전혀 복용하지 않는다고 했습니다.

내원 당시 환자의 무릎은 양반다리 자세를 완전하게 했을 때 관절 운동 끝 범위에서 통증이 느껴졌으며, 정상적인 상태인 왼쪽 무릎과의 굽혀지는 각도 차이가 약 10도 정도 있었습니다. 그러나 운전을 하거나 일상생활을 하는 데 크게 문제가 되지는 않는 상태였습니다. 오직 환자가 느끼는 기분 나쁜 느낌의 쌔~ 한 통증이 환자의 가장 큰 불편함이자 고통이었습니다.

환자는 T·P·T 치료 2회를 한 후에, 쌔~ 한 느낌이 40% 정도 감소함과 동시에 날씨가 추워지면 항상 통증이 평소보다 더 심했었는데, 그러한 증상을 전혀 느끼지 못했다고 했습니다. 그리고 양반다리 자세를 정상적인 왼쪽 무릎과 거의 같이 할 수 있었고, 그 동작 시에 느껴지던 통증 또한 전혀 느껴지지 않았습니다. 그리고 T·P·T 1회를 더 치료했을 때, 환자가 가장 불편하고 기분 나빠했던 띠처럼 쌔~ 한 느낌이 전혀 느껴지지 않는다고 하며, 아주 신기하다는 반응을 보였습니다. 양반다리 자세 또한 아무런 통증 없이 완전히 할 수 있게 되었습니다.

case5   절뚝거림 없이 걷게 되었다!

윤○○(F/57년생)씨 치료 사례

환자는 한 달 전부터 특별한 이유도 없이 왼쪽 발목에 통증이 나타나기 시작했습니다. 외상은 전혀 없으며, 아침에 일어나서 첫발을 디디면 너무 아파서 깜짝 놀랄 정도로 통증이 심했습니다. 그리고 그 증세는 날로 심해져서, 급기야 발등 부분까지 아프기 시작했고, 걸을 때 통증으로 인해 절뚝거리면서 걷게 되었습니다.

그동안 꾸준하게 치료를 받아도 호전되는 기색도 없이 통증이 계속 심해지자 환자는 답답한 마음에 자신의 상태를 먼저 이야기 하면서 자주 질문을 해왔습니다. 집안일을 약간 하는 정도이며, 오래 걷거나 무리하는 일이 없는데 통증이 계속되자 환자는 매우 답답해 했습니다.

T·P·T 치료 1회를 한 후, 곧바로 걸어보게 하였습니다. 치료 전, 절뚝거리던 보행에서 전혀 절뚝거림이 없어지고 걸을 때 나타나던 통증도 60% 감소했습니다. 환자가 확연히 느낄 수 있는 정도여서 환자 본인도 매우 놀라워했습니다.

그 후, 2회 치료를 더 했을 때 걸을 때 통증은 거의 없어졌으며, 5% 이하로 아주 미세하게 남아 있다고 했습니다. 이로써 환자가 처음 호소한 통증은 3회 치료 후 95% 감소 및 조절되었습니다. 환자는 도대체 이 치료가 어떤 원리이며, 어떤 방법으로 치료를 하기에 믿기 힘들고, 놀라운 결과를 보여주냐며 놀라워했습니다.

특히 치료책을 보여주면서 "일반인들도 쉽게 따라 할 수 있고 강좌를 들을 수 있다."는 사실에 대해서 뜨거운 관심을 보였습니다.

간단한 치료로 통증이 없어지자
놀라워했다!

임○○ (M / 51년생) 씨 치료 사례

환자는 양쪽 주관절의 내측상과염증(golf's elbow)으로 치료를 받고 있었습니다. 직업은 목공일을 하는데, 통증이 시작된 것은 약 8개월 전이었습니다. 주로 팔꿈치나 어깨를 오른쪽 또는 왼쪽으로 돌리는 등 회전할 때 통증이 나타나는데, 그동안 꾸준하게 치료를 받아도 큰 호전 없이 통증이 계속 나타났습니다.

최근 한 달 전부터는 통증이 점점 더 심해져서 굉장히 고통스러운 상태이며, 일주일 전부터는 목공일을 쉬면서 치료를 받고 있는 상태였습니다. 치료를 위해서 일까지 쉬면서 받고는 있으나, 통증이 조금이라도 좋아지지 않는 것에 대해 '도대체 어떻게 해야 빨리 나을 것인지'에 대해 답답해하며, 걱정이 많아 보였습니다.

환자는 T·P·T 치료 2회 후에 팔꿈치나 어깨를 회전시켰을 때 나타나던 통증이 완전히 사라졌습니다. 이에 환자는 굉장한 만족감을 보이며, 8개월 동안 치료 받아도 크게 좋아지지 않던 통증이 이렇게 간단한 치료를 통해서 감소되고, 없어진 것에 대해서 크게 기뻐했습니다.

그리고 한편으로는 이런 T·P·T 치료를 좀 더 일찍 받았더라면 그동안 덜 고생했을 것이라며, 안타까워하는 모습을 보였습니다. 치료를 받을 때 아무런 느낌도 없고, 무엇을 하는지 무척 궁금했는데 막상 T·P·T 치료를 받아보니 놀라운 통증 제거 효과, 기존 치료와는 다르게 통증이 전혀 없는 점에 안전성과 편안함을 느꼈다고 이야기했습니다. 그리고 이런 좋은 치료를 주변의 환자들에게 적극 추천하겠다고 이야기할 정도로 환자의 만족도는 기대 이상이었습니다.

손저림으로 잠 못 자던 증상이
말끔히 사라졌다

김○○(M/88년생) 씨 체험 사례

환자는 3개월 전부터 양쪽 척골신경 손상으로, 양쪽 손 전체가 저리는 증상으로 내원한 환자였습니다. 특히 밤에 잠을 잘 때는 양쪽 손 전체가 저리고 굳는 듯하는 느낌과 함께 피가 안 통하는 느낌이 들어서 보통 잠을 자다가 2~3번은 잠을 깰 정도로 굉장히 고통스러워하는 상태였습니다.

특히 밤에 잠을 잘 때는 양쪽 손 전체가 저리고 굳는 듯하는 느낌과 함께 피가 안 통하는 느낌이 들어서, 보통 잠을 자다가 2~3번 정도 잠을 깰 정도로 굉장히 고통스러운 상태였습니다. 그동안 신경 자극 치료를 받아왔으나, 여전히 낮에는 어느 정도 괜찮다가도 밤에 잠을 자게 되면 통증이 심해지는 증상이 반복되어 나타났습니다. 겉으로 드러나는 통증이 아니라 잠을 못 자게 하는 저린 통증으로 인해, 다음날 직장 업무까지 신경 쓰일 정도로 잠을 제대로 푹 못 잔다는 것은 겪어보지 않은 사람은 상상하기 어려울 정도로 힘들다고 이야기했습니다.

환자는 T·P·T 치료 1회를 받고, 밤에만 나타나는 통증의 특이점 때문에 그날 밤에 잠을 자다가 손 쪽으로 저리는 통증이 어떠했는지 다음

날 이야기 해주기로 했습니다. 다음날 내원한 환자의 반응은 믿기 어려운 것이었습니다. 환자는 어젯밤에 단 한 번도 잠을 깨지 않고 모처럼 푹 잤다고 했습니다.

손이 굳는 듯하는 느낌과 피가 안 통하는 느낌은 약간 남아 있었지만 잠에서 깰 정도는 아니었다고 말했습니다. 그리고 T·P·T 치료를 해 준 것에 대한 고마움을 진심으로 전해왔습니다.

환자에게 남아있는 통증의 잔여감을 위해서 T·P·T 치료를 1회 더 하고, 마찬가지로 그날밤 어떠한지를 살펴보라고 했습니다. 다음날 환자는 기존의 잠을 깨웠던 저린 증상, 굳는 듯하는 느낌, 피가 안 통하는 느낌이 모두 완벽하게 사라졌다고 이야기했습니다. T·P·T 치료 총 2회 만에 환자가 밤에 편안하게 잠을 잘 수 있게 되었습니다.

묵직한 허리 통증이 없어졌다

이○○ (F / 39년생) 체험 사례

원래 허리가 아프지는 않았는데, 무릎 쪽이 아프기 시작하면서 허리 쪽으로 통증이 같이 나타나기 시작했습니다. 본격적인 허리 통증이 시작된 지는 약 1년이 약간 안 되며, 평소 바로 누워 있으면 우리한 느낌이 허리 전체적으로 든다고 했습니다. 특히 아침에 일어나서 세수를 하려고 허리를 앞으로 숙이면 묵직하면서 우리한 통증이 가장 많이 증가한다고 했습니다. 우리한 통증이 나타나는 관절 운동 각도를 측정해보니 허리를 앞으로 60도 정도 숙일 때 가장 통증이 심했습니다.

T·P·T 치료를 1회 한 직후, 환자에게 앞으로 허리를 60도 정도 숙였을 때 우리한 통증이 치료 전 숙였을 때와 비교하게 해보았습니다. 그러자 치료를 하기 전 숙였을 때보다 우리한 통증이 80% 정도 즉각적으로 감소했다고 이야기했습니다. 그리고 다음날 아침에 자고 일어나서 평소와 같이 세수를 하기 위해서 허리를 숙였을 때 허리가 부드럽고, 가벼워짐을 느끼며, 편안했다고 이야기 했습니다. 그리고 T·P·T 치료를 1회 더 시행한 후 환자가 매일 같이 호소하던 묵직하면서 우리한 통증은 거짓말 같이 완전하게 사라졌습니다.

목발 없이 걷게 되면서
너무나 기뻐했다

이○○ (M / 96년생) 씨 체험 사례

환자는 2010년 10월 4일 축구를 하다가 넘어졌는데, 넘어지면서 정강이 뼈가 골절되었습니다. 그 후 깁스를 하며, 고정을 하고 있다가 깁스를 풀고, 치료를 받으러 내원했습니다. 깁스를 푼 직후 목발 없이 한 걸음을 내디뎌 보았으나, 통증과 함께 중심을 제대로 잡기가 힘들어서 두 걸음 이상 걸을 수가 없었습니다. 그리고 현재 골절 부위 또한 완전히 뼈가 붙어 있는 상태가 아니라는 소견과 함께 쑤시는 통증이 골절 부위 주변에 나타난다고 했습니다.

환자는 T·P·T 치료를 1회 한 후, 목발 없이 걸어 보았을 때 쑤시는 통증이 치료 전과 비교해서 60% 정도 즉각 감소했다고 이야기 했습니다. 그 후 T·P·T 치료를 2회 더 시행한 후 목발 없이 평지 보행은 통증이 전혀 없이 가능해졌고, 계단을 올라가고 내려가는 등의 보행 역시 가능해 졌습니다.

환자는 뼈가 아직 완전히 붙은 상태도 아니었지만 치료 전에 목발 없이 걸었을 때와 비교해서 굉장히 빨리 상태가 호전된 것에 놀라워했습니다. 다음은 T·P·T 치료 3회 동안 환자의 통증 및 보행상태를 따로 찍어둔 동영상에서 자신의 상태에 놀라워하는 환자와의 인터뷰 내용만 따로 발췌한 것입니다.

Q. 이름이 어떻게 됩니까?

A. 이 ○○입니다.

Q. 언제 다쳤습니까?

A. 10월 4일 다쳤습니다.

Q. 언제 치료 처음 받았습니까?

A. 10월 4일 밤 깁스하고, 이틀 뒤에 이 병원으로 옮겨와서 23일까지 집에서 쉬면서 치료받다가 11월 13일 즈음에 깁스를 풀었습니다.

Q. 그게 토요일(T·P·T 치료 1회 했던 날)**이네요. 토요일 날 뼈가 다 붙은 상태였습니까?**

A. 아니오. 뼈는 아직 다 안 붙은 상태였습니다.

Q. 토요일 날 깁스를 풀고 바로 걸어보았을 때 어땠습니까?

A. 못 걸을 것 같았습니다. 한 발자국 정도는 괜찮겠던데 조금 더 해보려고 하니깐 안 될 것 같았습니다. 아예 다리에 힘이 안 들어가고 발목하고 무릎이 아팠습니다.

Q. 토요일 날 T·P·T 치료를 처음 해주었는데, T·P·T 치료를 받고 난 직후 걸어보았을 때는 어땠습니까?

A. 그때는 한층 더 걷기 수월해졌습니다. 치료 전에는 걷다가 다리가 쭉 펴지면서 무릎 쪽으로 통증이 있었는데, T·P·T 치료 끝나고 그 즉시 통증이 50~60% 정도 감소했습니다.

Q. 오늘은 T·P·T 치료(3회째)를 하기 전에 걸어 보았을 때 어땠습니까?

A. 조금 걸을 때 통증이 있었습니다. T·P·T 치료를 1회 받고 난 후 다음 날 통증이 거의 없어졌습니다. 지금 현재 걸을 때 통증은 전혀 없고, 약간 어눌하지만 웬만하면 걸을 수 있을 것 같습니다.

Q. 환자 본인이 생각하기에 T·P·T 치료는 어떠한 것 같습니까?

A. 엄청 빨리 낫는 것 같고, 다리가 이렇게 빨리 낫는 줄 모르고 이번에 처음 받아본 것인데 이렇게 효과가 좋으니까 T·P·T 치료가 좋은 거구나 생각했습니다.

T·P·T 2세대 치료법은 5가지

특정 모양이 활용됩니다.

이 모양을 이용해서 통증을

감소시키는 치료 효과를 나타내게 됩니다.

chapter 09

T·P·T 2세대
치료법
"5가지 특정
모양을 사용하다"

01 T·P·T 2세대 치료법에 사용되는 5가지 모양

|||||||| T·P·T 2세대 치료법에서는 5가지의 특정 모양이 사용됩니다. 이 특정 모양을 이용해서 환자의 통증 감소를 실시하며, 각각의 모양이 의미하는 진단은 다음과 같습니다.

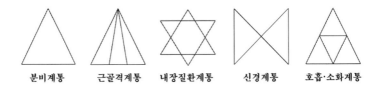

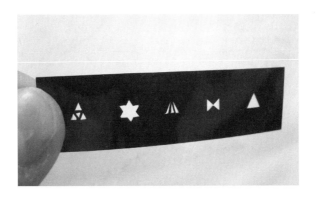

▲ T·P·T 치료법 기본 단계의 5가지 모양 및 레이저 조사 보조판

T·P·T 2세대 치료법
임상 활용례

02

❶ 환자는 등을 바닥에 두고 바로 누운 자세를 취합니다. 그리고 치료사는 환자의 배꼽 정중앙에 5가지 모양 레이저 조사판을 두고, 각각의 모양 위에서 레이저빔을 5초 이상 연속 조사합니다. 단, 조사판과 레이저빔 렌즈 사이의 거리는 2Cm 이상 띄워서 빔을 조사해야 합니다. 레이저빔을 5초 이상 조사한 직후, 치료사는 환자 통증 부위의 손가락에 저항을 가하면서 환자에게 주먹을 쥐어보라고 지시합니다. 예를 들어 환자의 통증 부위가 척추를 기준으로 오른쪽이라고 한다면 오른손에 저항을 주면서 환자가 주먹을 쥐는 힘을 측정합니다.

환자의 쥐는 힘을 정확하게 측정하기 힘들면 악력기와 같은 보조 도구를 이용해도 됩니다. 그리고 치료사는 각각의 5가지 무늬 모양에 따라 이와 같은 방법으로 환자의 쥐는 힘을 비교해서 가장 힘이 약한 무늬를 선택합니다. 이렇게 선택된 무늬를 이용해서 T·P·T 치료법 기본 단계를 실시합니다.

❷ 무늬가 선택되었으면, 환자는 배를 바닥에 두고 엎드려 누운 자세를 취합니다. 그리고 치료사는 천골(sacrum)의 정중앙을 기준으로 환자의 통

중 부위 동측에 천골의 모양과 같은 직각삼각형을 그립니다. 단, 직각삼각형의 각 꼭짓점에는 레이저 조사 보조판을 이용해서 앞서 선택된 무늬의 레이저빔을 5초 이상 조사해야 합니다. 마찬가지로 조사판과 레이저빔 렌즈 사이의 거리는 2Cm 이상을 띄웁니다. 각각의 꼭짓점을 잇는 직각삼각형의 변은 일반 레이저빔으로 조사해서 연결해도 무방합니다. 이렇게 해서 첫 번째 직각삼각형이 통증 동측에 만들어졌으면, 두 번째 직각삼각형은 첫 번째 직각삼각형 안에 동일한 방법으로 만듭니다.

❸ 두 번째 직각삼각형의 각 꼭짓점에도 역시 앞서 선택된 무늬로 5초 이상 레이저빔을 조사합니다. 첫 번째와 두 번째의 직각삼각형이 환자의 통증 부위 동측에 만들어졌다면 마지막 세 번째 삼각형은 천골 전체로 적용해서 만듭니다. 세 번째 삼각형 역시 각 꼭짓점에 선택된 무늬를 5초 이상 조사해야 합니다. T·P·T 치료법 기본 단계의 예시를 적용하면 다음과 같습니다.

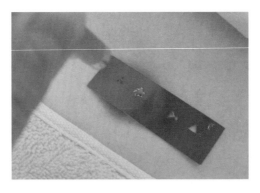

▲ 5가지 모양의 레이저 조사판

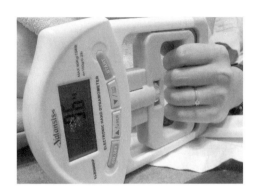

▲ 손의 쥐는 힘 측정법

왼쪽 무릎에 통증이 있는 가상의 환자가 있습니다. 치료사는 이 환자에게 통증 감소의 T·P·T 초급 단계에 이어 T·P·T 기본 단계를 실시하고자 합니다. 환자는 바로 누운 자세를 취합니다. 치료사는 환자의 배꼽 정중앙에 5가지 모양의 레이저 조사판을 놓고, 2cm 이상 떨어진 높이에서 레이저를 5초 이상 조사합니다. 그리고 그 즉시 환자의 통증 부위 동측인 왼쪽 손의 쥐는 힘을 측정합니다. 각각의 모양에 따라 위와 같은 방법으로 쥐는 힘을 측정합니다. 그 결과 가장 쥐는 힘이 약한 특정 무늬가 선택되었습니다. 환자는 엎드려 누운 자세를 취합니다.

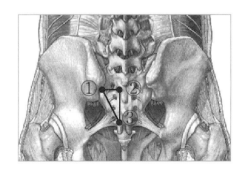

치료사는 천골의 정중앙을 기준으로 환자의 통증 부위가 왼쪽 무릎이기 때문에 왼쪽측에 직각삼각형을 만듭니다. 그리고 ① ② ③의 삼각형 꼭짓점에는 앞서 선택된 특정 무늬를 배꼽에 조사하던 것과 동일한 방법으로 5초 이상 조사합니다. ① ② ③의 각 꼭짓점은 레이저빔을 연속 조사하면서 각각 연결되어야 하는데 이때는 무늬가 없는 일반 레이저빔으로 연결해도 무방합니다. 이렇게 환자의 통증 부위 측의 천골 위에 첫 번째 직각삼각형을 만듭니다.

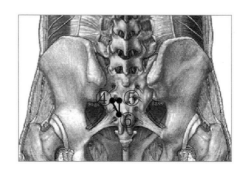

이렇게 천골의 왼쪽에 첫 번째 직각삼각형을 만든 후, 치료사는 첫 번째 직각삼각형 안에 그와 같은 방법으로 두 번째 직각삼각형을 만듭니다. 두 번째 직각삼각형의 각 꼭짓점인 ④ ⑤ ⑥번 꼭짓점에는 앞서 선택된 특정 무늬를 배꼽에 조사하던 것과 동일한 방법으로 5초 이상 조사합니다. ④ ⑤ ⑥의 각 꼭짓점은 레이저빔을 연속 조사하면서 각각 연결되어야 하는데 이때는 무늬가 없는 일반 레이저빔으로 연결해도 무방합니다. 이렇게 환자의 통증 부위 측의 천골 위에 두 번째 직각삼각형을 만듭니다.

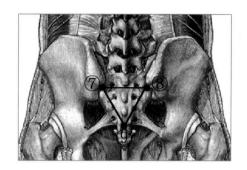

치료사는 환자의 통증 부위인 천골의 왼쪽에 위와 같은 방법으로 2개의 직각삼각형을 만들었습니다. 이제 마지막으로 천골 전체적으로 세 번째 삼각형을 만듭니다. 마지막 단계의 삼각형에서는 환자의 통증 부위 측과 상관없이 천골 전체를 이용합니다.

위의 예시와 같이 천골 전체를 하나의 삼각형으로 보았을 때, 삼각형의 각 꼭짓점인 ⑦⑧⑨의 위치에 앞서 선택된 특정 무늬를 배꼽에 조사하던 것과 동일한 방법으로 5초 이상 조사합니다. ⑦⑧⑨의 각 꼭짓점은 레이저빔을 연속 조사하면서 각각 연결되어야 하는데 이때는 무늬가 없는 일반 레이저빔으로 연결해도 무방합니다. 이렇게 환자의 통증 부위 측의 천골 위에 세 번째 삼각형을 만듭니다.

T·P·T 치료법을 처음 접해본 대다수의
환자들은 하나같이 "신기하다" "아무런 느낌 없이
5분 여의 시간 동안 치료하는데 이렇게 통증이
감소하는 것은 놀랍다" 등의 반응을 보였습니다.
T·P·T 치료법은 만성 통증질환에 있어
가장 쉽고 안전하게 통증을
감소시킬 수 있는 치료법입니다.

chapter 10

T·P·T 치료법의
임상 효능 속으로…

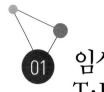

01 임상에서 나타난 T·P·T 치료의 신비

|||||||||| 2010년 10월 18일부터 11월 23일까지 정형외과에 입원 또는 내원한 환자들을 대상으로 T·P·T 치료법을 실시하였으며, 그 연구 결과는 다음과 같습니다.

먼저 대상자는 통증을 호소하는 환자들을 선별하였으며, 치료 기간이 2주 정도 지났으나 별다른 호전을 보이지 않는 만성 통증 환자들을 우선적으로 선택해서 T·P·T 치료법을 기본 3회 치료를 실시했습니다.

대상 환자들의 성별에 따른 분류는 다음과 같습니다.

	남자	여자	총 인원
T·P·T 치료 완료 환자	14	40	54
D / C 환자 (T·P·T치료 도중 환자가 내원하지 않아 그 결과를 알 수 없는 경우)	1	4	5
T·P·T 치료 대상 환자	15	44	59

참고로 여기서 D/C 환자는 기본 3회를 받지 못했거나, 환자가 특별한 연락 없이 병원에 더 이상 내원하지 않아서 그 결과를 파악하지 못한 환

자들을 말합니다. 이런 환자들은 연구 결과에서 제외하였습니다.

대상 환자들 중 기본 3회 치료를 완료한 환자 54명의 연령대별 분류는 다음과 같습니다.

	10대	20대	30대	40대	50대	60대 이상	70대	총합
인원(명)	3	10	10	7	11	7	6	54

대상 환자들 중 기본 3회 치료를 완료한 환자 54명의 통증 부위별 분류는 다음과 같습니다.

	허리	목 또는 어깨	무릎	팔꿈치	발목	발 또는 발가락	턱관절	총합
인원(명)	14	15	7	6	9	2	1	54

02 T·P·T 치료의 임상 효과

IIIIIIIII　　통증 평가 방법은 수치척도(numerical rating scale)를 변형해서 현재의 통증을 100%라 가정하고, T·P·T 치료를 완료한 후에 현재의 통증은 몇 % 정도가 될지 기록하는 방법을 사용하였습니다.

또한 평가의 객관성 및 정확성을 더하기 위해서 정형외과에서 처방받은 기타 치료를 실시하기 전에, T·P·T 치료를 먼저 실시했습니다. 먼저 환자에게 통증을 유발시키는 동작을 하게 한 후 그때의 통증 정도를 환자가 이야기하면 그것을 따로 기록해 놓고, 곧바로 T·P·T 치료를 실시, 완료한 후 다시 방금 전과 동일한 동작을 하게 해 보았을 때 달라진 통증 정도를 기록했습니다. 환자가 느끼는 통증 정도나 말하는 느낌을 100% 신뢰하며 기록했습니다.

또한 3회 치료를 마친 후에는 환자에게 T·P·T 치료를 처음 실시하기 전의 통증 정도와 3회를 마친 후에 느껴지는 통증 정도를 마찬가지로 비교해서 이야기하도록 해서 시술자의 주관적인 견해가 이입되는 것을 최소한으로 했습니다.

그리고 최종적인 통증 감소율은 T.P.T 치료를 3회 실시하기 전에 나타나던 통증 정도를 100%로 잡고, 3회 실시 후에 나타나는 통증 정도를 수치화 한 다음 100%에서 실시 후 나타나는 통증 정도를 뺀 것을 최종 통증 감소율로 기록했습니다. 예를 들어 A라는 환자가 바닥에 똑바로 서서 허리를 앞으로 굽히는 동작을 할 때 통증이 나타난다고 가정해보겠습니다.

1회째 T·P·T 치료를 실시한 후 통증 감소율이 50%, 2회째 T·P·T 치료를 실시한 후 통증 감소율이 20%, 3회째 T.P.T 치료를 실시한 후 10%라고 가정해 보았을 때 3회 치료 완료 후 예상되는 통증 감소율은 80%이지만, 실제로 3회 치료 완료 후 환자가 느끼는 통증의 감소가 처음 치료 전에 느끼던 것보다 40% 정도밖에 안 줄어들었다고 이야기 한다면 그것은 통증 감소율 40% 감소로 기록했습니다.

대상 환자들 중 기본 3회 치료를 완료한 환자 54명 중 T·P·T 치료 통증 감소율이 0~20%인 환자와 40~100%인 환자의 비율은 다음과 같습니다.

- 통증 감소율 20% 미만자 (총 54명 중 7명) : 12.96 %
- 통증 감소율 40% 이상자 (총 54명 중 47명) : 87.03 %

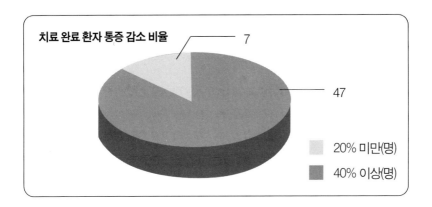

대상 환자들 중 T·P·T 치료 효과가 40% 이상인 환자 47명 중 통증 감소율을 세분화한 결과는 다음과 같습니다.

- 통증 감소율 40% 이상 ~ 59% 미만자 (총 47명 중 7명) : 14.89 %
- 통증 감소율 60% 이상 ~ 79% 미만자 (총 47명 중 9명) : 19.14 %
- 통증 감소율 80% 이상 ~ 100% 감소자 (총 47명 중 31명) : 65.95 %

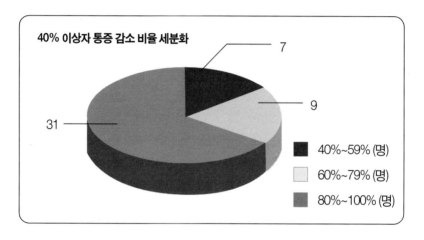

대상 환자들 중 T·P·T 치료 효과가 40% 이상인 환자 47명의 평균 통증 감소율은 다음과 같습니다.

- T·P·T 치료 효과가 40% 이상자 (총 47명)의 통증 감소 평균 : 80.29%

대상 환자들 중 기본 3회 치료를 완료한 환자 54명의 평균 통증 감소율은 다음과 같습니다.

- T·P·T 치료 효과가 20% 미만자 포함(총 54명)의 통증 감소 평균 : 71.92%

위의 결과들을 종합 분석해 보면 T·P·T 치료를 3회 실시하였을 때 최소 70% 이상의 통증 감소율을 보인다고 할 수 있습니다. 이것은 환자의 성별, 연령, 통증 부위와 상관없이 나오는 통증 감소율이며, T·P·T 치료법 중에서 가장 기본 단계만을 환자에게 실시했을 때 나타나는 결과입니다.

하지만 이 T·P·T 치료법을 처음 접해본 대다수의 환자들은 "신기하다", "어떤 치료법인지 궁금하다", "아무런 느낌 없이 5분 여의 시간 동안 치료하는데 이렇게 통증이 감소하는 것은 놀랍다" 등의 반응을 보였습니다. 기본 단계만을 실시한 결과에 환자들이 이 정도의 반응을 보이는 것입니다.

이에 따라서 우리는 T·P·T 치료법의 단계가 점점 더 높아져 갈수록 이러한 통증 감소율은 더욱 더 향상되고, 좀 더 복합적인 만성 통증 질환에 있어서 가장 쉽고 안전하게 통증을 감소시킬 수 있는 우수한 치료법이라는 것을 짐작할 수 있을 것입니다. 또한 T·P·T 치료법은 서서히 변해가고 있는 고령화 사회와 그에 따른 노인 만성 통증 환자의 급증에 가장 효과적이며, 안전한 치료법의 획기적인 방법이 될 것입니다.

T·P·T 치료법에서는 T·P·T 치료 오일을 사용합니다. 이 오일은 T·P·T 레이저빔의 치료 효과를 극대화시키는 작용을 나타냅니다.

chapter 11

T·P·T 3세대 치료법
"치료 오일 사용으로
효과를 높이다"

01 T·P·T 치료 오일(T·P·T- Oil)이란?

||||||||| T·P·T 3세대 치료법에서는 T·P·T 치료 오일(T·P·T - Oil)이 사용됩니다. 이 오일은 특정 T·P·T 무늬 없는 일반적인 레이저빔의 치료 효과를 극대화시키는 작용을 합니다. 그렇기 때문에 3세대 치료법에서는 치료 레이저의 빔 모양이 일반적인 둥근 형태를 취해도 그 치료 효과는 탁월하게 되는 것입니다. T·P·T 치료 연구학회에서는 3세대 치료에 뜻을 두고 있는 회원이라면 그 누구라도 T·P·T 치료 오일을 제공하고 있습니다.

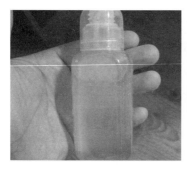 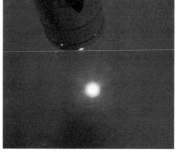

▲ T·P·T 치료 오일 및 일반적인 둥근 형태의 레이저빔

01 T·P·T 3세대 치료법
임상 활용례

||||||||| T·P·T 3세대 치료법의 방법은 다음과 같습니다.

❶ 치료사는 환자와의 문진, 시진, 촉진 등의 모든 평가 및 감각을 통해서 통증 부위를 찾아냅니다. 여기서 주의할 점은 바로 통증 부위 중에서 가장 면적이 넓은 부분을 찾는다는 것입니다. T·P·T 3세대 치료법에서는 통증의 강도가 가장 심한 곳을 찾는 것이 아니라, 통증의 면적을 기준으로 치료 부위를 선정합니다. 예를 들어 만성 환자에서 볼 수 있듯이 아픈 통증 부위가 무릎 앞쪽에서 엄지발가락까지 하지 전체가 아픈 환자가 있다고 가정합니다. 그리고 이 환자의 통증은 무릎 앞쪽 부분에서 발가락 쪽으로 직선의 형태로 타고 내려가면서 지금 현재 아픈 부위는 걸을 때 엄지발가락 쪽의 통증이 가장 심하다고 합니다. 이때 치료는 환자의 통증 강도가 가장 심한 엄지발가락이 아닌 환자의 무릎 앞쪽으로 해야 합니다. 엄지발가락의 면적보다는 무릎 앞쪽의 면적이 더 넓기 때문입니다. 만약 통증이 나타나는 부위가 어느 특정한 부분에 국한된다면 그 쪽을 선정하면 되겠지만, 그렇지 않을 경우 치료사는 모든 방법을 동원해서라도 환자의 치료 부위를 선정하는 것이 중요합니다.

❷ 치료 부위를 선정했다면 그 부위에 T·P·T 치료 오일을 피부가 촉촉해질 정도로 충분히 발라줍니다. 그리고 치료사는 그 면적을 잘 기억해 둡니다.

❸ 환자는 바로 누운 자세를 취합니다. 그리고 치료사는 환자의 배꼽을 기준으로 해서 2개의 삼각형을 레이저빔으로 그립니다. 이때 레이저빔과 피부와의 거리는 3cm 이하가 되어야 하며, 통증 부위의 위치가 환자의 몸 중심선을 기준으로 해서 왼쪽 또는 오른쪽, 어느 쪽인지 확인합니다. 통증 부위가 왼쪽이면 환자의 배꼽 중심 왼쪽 부분에 삼각형을, 통증 부위가 오른쪽이면 환자의 배꼽 중심 오른쪽 부분에 삼각형을 그립니다.

3세대 치료법에서 배꼽 주위로 그리는 삼각형은 정삼각형 혹은 직각삼각형의 틀에서 벗어나도 됩니다. 즉, 레이저빔으로 그리는 형태가 일반적인 삼각형의 모양을 띠면 그 효과는 나타납니다. 바로 T·P·T 치료오일을 사용하기 때문입니다. T·P·T 치료법은 앞으로도 4세대, 5세대, 6세대 등 치료법의 세대가 발전할수록 치료의 방법은 더욱 편하게 바뀌게 될 것입니다. 삼각형을 그리는 순서는 바깥의 큰 삼각형을 먼저 그리고, 그 안에 작은 삼각형을 그려야 합니다. 또한 삼각형의 각 꼭짓점에는 레이저빔으로 2초 이상 조사를 하면서 그려나갑니다.

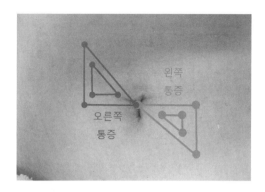

▲ 왼쪽과 오른쪽의 기준은 환자의 중심선이며, 쉽게 말해서 통증 부위 쪽 방향입니다.

배꼽 주위로 2개의 삼각형을 그린 후, 치료사는 환자의 통증 치료 부위, 즉, T·P·T 치료 오일을 바른 면적의 중심에 동일한 방법으로 2개의 삼각형을 레이저빔으로 그립니다. 마찬가지로 레이저빔과 피부와의 거리는 3Cm 이하가 되어야 합니다.

❹ 환자의 배꼽 중심에 레이저빔을 5초 이상 조사합니다. 그리고 통증 치료 부위와 가장 가까운 관절의 라인을 따라서 레이저빔을 비추며 그려나갑니다. 마지막으로 환자의 양 눈썹 사이의 미간 중심에 레이저빔을 5초 이상 조사합니다. 위의 방법 역시 레이저빔과 피부 사이의 거리는 3cm 이하로 유지합니다.

❺ 치료사는 레이저빔을 T·P·T 치료 오일을 바른 면적 위에 조사하면서 면적에 칠을 합니다. 즉, 레이저빔으로 오일을 바른 부분을 꼼꼼하게 색칠을 하듯이 면적의 테두리 안에 가볍게 칠을 해줍니다.

❻ 레이저빔으로 색칠을 한 면적의 중심 부위에 ✡(헥사그램 : 육망성)을 그

려줍니다. 그리고 헥사그램을 그린 위치의 투사 지점에 동일한 ✡(헥사그램 : 육망성)을 그려줍니다. 여기서 말하는 투사 지점은 입체적으로 생각해서 레이저빔이 몸을 투사해서 지나간다고 할 때 반대편에서 레이저빔이 피부와 만나는 지점이며, 흔히 반대측편이라고 생각하면 됩니다. 즉, 무릎 앞쪽의 투사 지점은 같은 위치의 무릎 뒤쪽이며, 무릎 안쪽의 투사지점은 같은 위치의 무릎 바깥쪽이며, 허리의 투사 지점은 같은 위치의 배(복부)쪽이며, 발등의 투사 지점은 같은 위치의 발바닥 쪽입니다. 치료사는 입체적인 넓은 시각과 상상력 및 관찰력으로 투사 지점을 찾을 수 있어야 합니다.

❼ T·P·T 치료 오일을 바른 면적의 중심과 그 투사 지점에 ✡(헥사그램 : 육망성)을 그렸다면, 환자에게 편안한 마음으로 15초 내지 20초 정도 휴식을 취하게 합니다. 이 시간 동안은 가능한 움직이지 말고, 말을 하지 않으며, 환자의 몸과 마음을 최대한 편안하게 있도록 합니다.

❽ 휴식이 끝난 후 치료사는 양 엄지손가락으로 환자의 치료 부위를 가볍게 압을 가하면서 교차 스트레칭을 3초간 3회 실시합니다. 이때 주의할 점은 치료사의 양 엄지손가락은 평행하게 놓고, 양 엄지손가락 끝이 서로 만나는 것이 아니라, 위 아래로 교차하면서 평행하게 스쳐지나간다는 것입니다. 이것을 표시로 나타내면 ⟞⟝ 과 같습니다.

❾ 교차 스트레칭이 끝난 후 치료사는 ⑤번과 동일한 방법으로 T·P·T 치료 오일을 바른 치료 부위를 레이저빔을 이용해서 색칠 하듯이 한 번 더 칠해줍니다. 이로써 T·P·T 3세대 치료법은 모두 끝났습니다.

03 T·P·T 3세대 치료법을 시행함에 있어 주의할 점

|||||||| T·P·T 3세대 치료법을 시행함에 있어서 주의할 점은 다음과 같습니다. 먼저, 통증 치료 부위는 1일 한 부위가 원칙이며, 만약 다른 부위를 추가로 치료하고자 한다면 4시간이 경과한 후에 치료를 해야 합니다.

또한 동일 환자의 동일한 통증 부위를 치료할 때는 앞서 안내한 ①번부터 ⑨번까지의 방법 중 ③번과 ④번의 단계는 생략해도 됩니다. 하지만 동일 환자라 하더라도 다른 부위를 치료하고자 한다면 ①번부터 ⑨번까지의 방법을 빠짐없이 적용해야 합니다.

만약 오른쪽 무릎 앞쪽이 아픈 환자를 T·P·T 3세대 치료법으로 치료하고자 한다고 가정할 때, 치료 첫날에는 ①번부터 ⑨번까지의 방법을 오른쪽 무릎 앞쪽에 모두 적용을 합니다.

그런데 치료 둘째 날에는 환자가 통증을 느끼는 부분이 오른쪽 무릎 앞쪽이 아니라 무릎의 내측이라고 이야기한다 하더라도 치료사는 동일한 오른쪽 무릎이라는 부분이기 때문에 ③번과 ④번의 단계는 생략하고 무릎의 내측으로 3세대 치료를 시행할 수 있습니다.

하지만 둘째 날 환자가 통증을 느끼는 부분이 왼쪽 무릎이라고 한다면 치료사는 기존 치료를 했던 오른쪽 무릎이 아닌 왼쪽 무릎이기 때문에 ①번부터 ⑨번까지의 방법을 빠짐없이 새롭게 적용해야 합니다.

T·P·T 치료 연구 학회와 교육 프로그램

T·P·T 치료 연구학회는 T·P·T 치료법을 통해 누구나 그 치료 혜택을 받으며, 치료법의 대중화를 위해 노력하고 있습니다. 본 학회는 T·P·T 치료법의 대중화, 무료 봉사 활동 및 치료, T·P·T 치료법 교육 및 강의, 학술회 및 기타 회의를 통한 T·P·T 치료법의 보완 및 발전 등을 목표로 하고 있습니다. 본 학회의 홈페이지 주소는 다음과 같습니다.

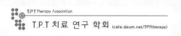

T.P.T 치료 연구 학회 (cafe.daum.net/TPTtherapy)

T·P·T 치료 연구 학회 로고(LOGO)

T·P·T 치료 연구 학회 홈페이지 http://cafe.daum.net/TPTtherapy

T·P·T 치료법에 관심이 있으신 분들은 연령 및 학력 구분 없이 그 누구라도 본 학회 홈페이지를 통해서 T·P·T 치료법을 접하실 수 있습니다.

학회 카페 내에는 지난 1년 여간 동안 임상 현장에서 실제 환자를 대상으로, 치료 전과 치료 후의 모습을 담은 동영상 및 환자 인터뷰 영상, X-ray 사진을 통한 치료 전후의 비교 사례 등의 많은 자료를 현재 업데이트 중에 있습니다. 또한 T·P·T 교육 강좌 일정 및 치료에 관한 모든 것을 직접 확인할 수 있습니다. T·P·T 치료법은 임상전문의(의사, 한의사, 의료기사 등) 뿐만 아니라 일반인들도 본 학회의 교육을 수료하면 동일하게 치료를 할 수 있다는 대중성을 가진 신 치료법입니다.

향후 진행되는 모든 본 학회의 사업들은 공지사항 및 관련 게시판에 게시되오니, 많은 뜻 있는 분들의 T·P·T 치료법에 대한 열렬한 지지와 참여를 부탁드립니다. 감사합니다.

T·P·T 치료 연구학회 임원진 일동

통증 치료 해결사

3점레이저
치료법

....

저자 | 박중규 · 김시헌 · 정예지 지음

1판 1쇄 인쇄 | 2011년 3월 22일
1판 1쇄 발행 | 2011년 3월 28일

발행처 | 건강다이제스트사
발행인 | 이정숙
디자인 | 이상선

출판등록 | 1996. 9. 9
등록번호 | 03 - 935호
주소 | 서울특별시 용산구 효창동 5-3호 대신 B/D 3층(우편번호 140-896)
TEL | (02) 702 - 6333 FAX | (02) 702 - 6334

이 책의 판권은 건강다이제스트사에 있습니다.
본사의 허락없이 임의로 이 책의 일부 또는 전체를 복사하거나
전재하는 등의 저작권 침해행위를 금합니다.
잘못된 책은 바꾸어 드립니다.
저자와의 협의하에 인지는 생략합니다.

값 12,000 원
ISBN 978-89-7587-068-2 03510